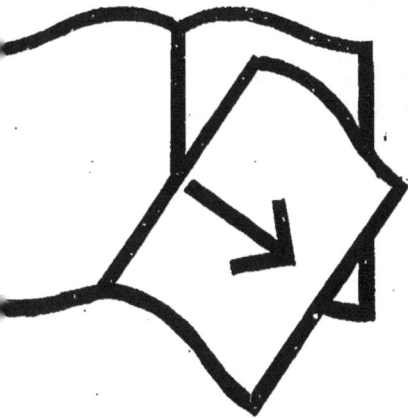

Couverture inférieure manquante

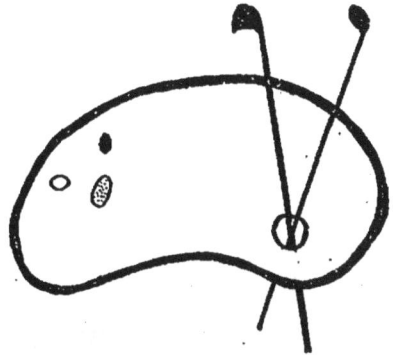

DEBUT D'UNE SERIE DE DOCUMENTS
EN COULEUR

Georges GASSIOT

MEMBRE DE LA SOCIÉTÉ ANATOMO-CLINIQUE
ERNE EN MÉDECINE A L'ASILE D'ALIÉNÉS
DE TOULOUSE

La Psychose hallucinatoire chronique

PAR

Georges GASSIOT

Membre de la Société Anatomo-Clinique,
Interne en médecine à l'asile d'aliénés
de Toulouse,

TOULOUSE
IMPRIMERIE SEBILLE
2, RUE ROMIGUIÈRES, 2
—
1910

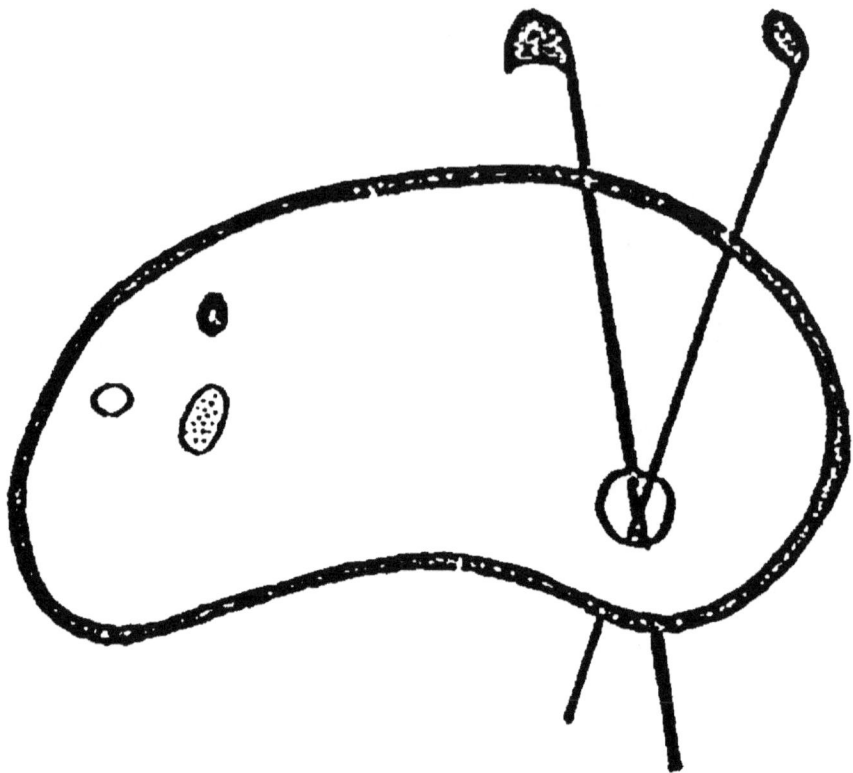

FIN D'UNE SERIE DE DOCUMENTS
EN COULEUR

La Psychose
hallucinatoire
chronique

PAR

Georges GASSIOT

Membre de la Société Anatomo-Clinique,
Interne en médecine à l'asile d'aliénés
de Toulouse.

TOULOUSE
IMPRIMERIE SEBILLE
2, RUE ROMIGUIÈRES, 2
—
1910

A LA MÉMOIRE DE MON PÈRE

Le commandant GASSIOT

CHEVALIER DE LA LÉGION D'HONNEUR

———

A MA FAMILLE

A MONSIEUR LE DOCTEUR DIDE

DIRECTEUR-MÉDECIN A L'ASILE DE BRAQUEVILLE

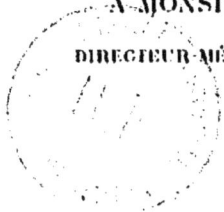

———

A MON PRÉSIDENT DE THÈSE

M. le professeur RÉMOND (de Metz)

PROFESSEUR DE PATHOLOGIE MENTALE

CHEVALIER DE LA LÉGION D'HONNEUR

INTRODUCTION

Qu'il nous soit permis, avant d'entrer en matière, de témoigner ici publiquement notre reconnaissance envers M. le Dr Dide, directeur-médecin de l'Asile de Braqueville, dont nous avons mis souvent à contribution les conseils et l'expérience et qui a toujours si obligeamment répondu à notre appel. C'est lui qui nous a donné la première idée de cette étude, et c'est inspiré de ses recherches et de ses travaux que nous avons essayé d'aborder ce sujet peu exploré jusqu'à présent.

En raison des troubles mentaux particuliers que présentent les malades observés, nous pensons qu'ils doivent être classés dans la catégorie des psychoses hallucinatoires chroniques.

Nous préférons désigner cette affection sous le nom de « psychose hallucinatoire » plutôt que sous celui de délire hallucinatoire, le terme de délire nous paraît, en effet, s'appliquer plus légiti-

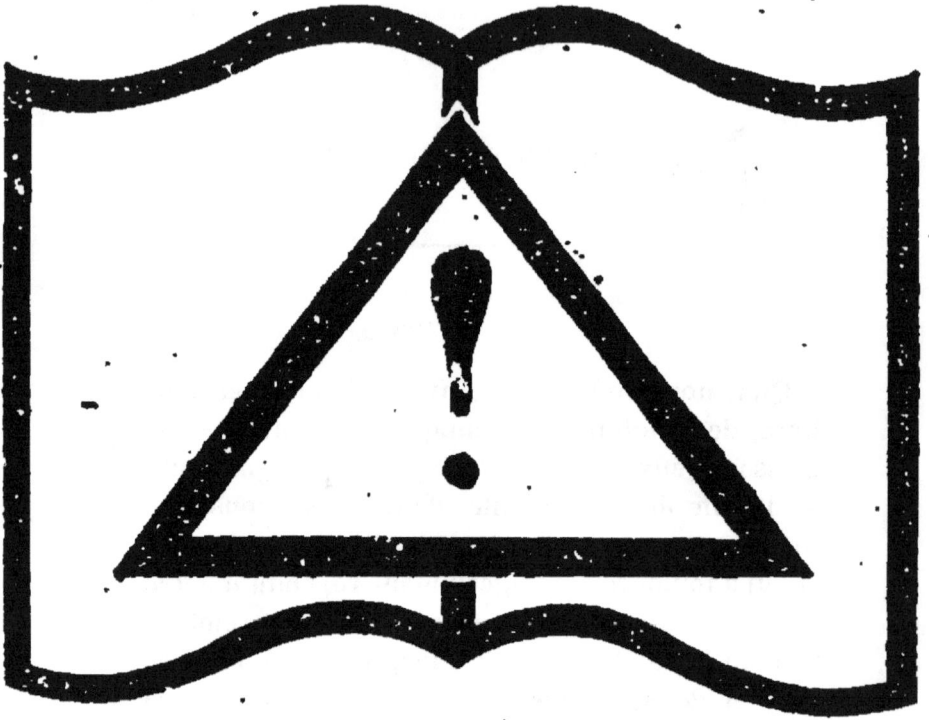

DEBUT DE PAGINATION

mement aux forces systématisées. Or; ici, les malades dont les observations suivent et qu'il nous a
été donné d'observer pendant la durée de notre
internat à l'asile d'aliénés de Toulouse, nous paraissent appartenir à la catégorie qu'on peut
actuellement désigner sous le nom de psychose
hallucinatoire chronique. Farnarier, étudiant le
passage à l'état chronique de la psychose hallucinatoire aiguë, nous dit, en résumé, que la guérison
n'est pas la terminaison fatale de la psychose
hallucinatoire aiguë ; celle-ci peut encore passer
à la chronicité et à l'incurabilité ; on voit les hallucinations persister, tout en perdant généralement de leur richesse ; le délire, sans mieux se
systématiser pour cela, se cristallise en quelque
sorte, et ramène à la surface les mêmes conceptions fausses. Enfin, il n'est pas douteux que de
pareils cas doivent verser dans la démence, au
bout de longues années ; nous nous efforcerons de
prouver que fatalement ces malades ne sont pas
voués à la démence et que bien au contraire ils
conservent intactes leurs facultés intellectuelles.
Leurs hallucinations sont aussi nombreuses, elles
ne perdent rien en richesse et elles ne s'accompa-
gent à aucun moment de conceptions délirantes.
Ces cas, dont M. Séglas a rapporté un exemple
type sont « rares », ainsi que le disait M. Ar-
naud, à la Société médico-psychologique. Nous
avons eu toutefois la bonne fortune d'en trouver
quelques-uns ; nous tâcherons de montrer que la

psychose hallucinatoire chronique, est essentiellement caractérisée par de multiples hallucinations, par l'absence de tout système délirant, et
enfin, c'est un point sur lequel il convient d'insis-
ter dès à présent, par la conservation intacte des
facultés intellectuelles. En outre, nous nous per-
mettrons de faire constater que ces malades hallucinés depuis très longtemps, ne sont pas déments,
alors que beaucoup d'auteurs confondent à tort
ces cas avec la démence vésanique où certaines
formes de la démence précoce. C'est l'étude de
cette catégorie de malades que nous nous sommes
proposés de faire, et voici quel sera le plan de
notre travail : après avoir exposé l'historique de
la question et discuté la place qu'il convient
d'assigner dans la classification à la psychose hallucinatoire chronique, nous en étudierons la symptomatologie, le diagnostic, l'étiologie et la pathogénie.

Je suis heureux de trouver l'occasion d'adresser
à M. le Dr Dubuisson, directeur honoraire des
asiles, un hommage affectueux et reconnaissant
pour les débuts qu'il nous a facilités.

Que MM. les docteurs Coulonjou et Gimbal,
médecins-adjoints à l'asile de Braqueville, reçoi-
vent nos remerciements pour l'aide si bienveil-
lante qu'ils nous ont toujours accordée et que
notre camarade d'internat, le Dr Carras, reçoive
une fois de plus l'assurance de notre sympathie.

Nous n'aurons pas l'ingratitude d'oublier ici

nos professeurs de la Faculté de médecine, nous leurs adressons collectivement l'expression de notre reconnaissance.

Enfin, nous prions M. le professeur Rémond de croire à l'expression de notre respectueuse gratitude pour le grand honneur qu'il nous fait, en acceptant la présidence de cette thèse.

CHAPITRE PREMIER

Étude critique et historique

La psychose hallucinatoire a été confondue en France, avec le délire vésanique ; en Allemagne, avec le groupe des Paranoïas, et il a fallu arriver jusqu'à l'année 1895 pour voir M. Séglas rapporter, dans ses leçons cliniques, l'observation d'un malade présentant de nombreuses hallucinations, sans aucun phénomène délirant. Il place la psychose hallucinatoire aiguë à côté de la paranoïa aiguë et de la confusion hallucinatoire, sans toutefois la faire entrer dans l'une de ces deux entités. Quelques années plus tard, Farnarier, inspiré de cette belle observation, décrit magistralement dans sa thèse une psychose hallucinatoire aiguë idiopathique ayant bien une symptomatologie propre, un diagnostic bien net, un diagnostic particulier, dont seule l'étiologie est entourée de bien des obscurités.

Voyons quelles étapes a franchi la psychose hallucinatoire tant en France qu'à l'étranger ; nous indiquerons brièvement, comment on est arrivé à placer en nosologie mentale la psychose hallucinatoire si intimement liée à l'étude du délire vésanique et de la paranoïa aiguë, pour montrer que si les formes de la psychose hallucinatoire ont été soupçonnées par les anciens psychiatres, leur élévation à la dignité d'entité chimique est de date récente, encore que les auteurs ne l'acceptent pas tous à l'heure actuelle.

Divisons donc l'étude historique en trois parties ; dans l'une, les différents auteurs passent pour ainsi dire à côté de la question, sans l'isoler, mais ils en indiquent cependant quelques caractères :

Hallucinations survenant par bouffées, d'une façon tout à fait imprévue, troubles de la conscience secondaire aux phénomènes sensoriels ; enfin, défaut de systématisation.

Dans la deuxième partie, MM. Séglas, Farnarier et d'autres auteurs, seraient disposés à admettre une psychose hallucinatoire idiopathique aiguë, dans laquelle le « phénomène primitif essentiel serait non plus la désorientation comme dans la confusion mentale, ni le délire comme dans la paranoïa aiguë, mais bien les troubles sensoriels. Il n'y a même pas de délire, car on ne peut guère appliquer ce nom aux interrogations que se pose le malade à propos de ses hallucinations. »

Enfin, dans la troisième partie, nous relevons

quelques observations anciennes et récentes de psychoses hallucinatoires passées à la chronicité et où il n'existe pas plus d'affaiblissement intellectuel que de délire.

1° C'est dans le chapitre des bouffées hallicinatoires qu'il faut rechercher la psychose hallucinatoire aiguë, « l'observation clinique nous apprend, écrit Magnan, qu'un grand nombre de délires ont pour principal caractère d'apparaître brusquement, sans préparation aucune, au milieu du calme le plus parfait.

Les idées délirantes se succèdent, s'enchevètrent, s'entremêlent ; les idées ambitieuses sont contemporaines des idées de persécutions ; elles les précipitent, elles les suivent puis disparaissent pour reparaître ensuite ; les idées hypocondriaques, mystiques s'y joignent pêle-mêle, sans aucun ordre. Ces délires peuvent être exclusivement intellectuels, sans la moindre trace de troubles sensoriels. Quand les hallucinations éclatent c'est presque toujours par bouffées, subitement ; dans ce cas, point de systématisation, au contraire, une confusion extrême des idées, secondaire à l'invasion de la conscience par des hallucinations multiples. »

Les dernières lignes de ce passage indiquent bien que les caractères essentiels de cette affection sont : hallucinations survenant tout à coup, confusion des idées, défaut de systématisation.

C'est également dans le groupe des paranoïas

étudiés à l'étranger et principalement en Allemagne, qu'il faut rechercher les premières traces de la psychose hallucinatoire aiguë, mais cette étude de la paranoïa ne fait pas non plus avancer la question, puisque la paranoïa aiguë des auteurs allemands correspond au délire polymorphe, multiple, sans évolution déterminé des dégénérés de Magnan. — De toutes les formes de paranoïas décrites, seule la Werruckheit d'Hoffmann offre peut-être le plus de ressemblance avec la description clinique de la psychose hallucinatoire aiguë, si l'on prend soin d'en éliminer la systématisation, puisque la Werruckheit est une maladie mentale prenant naissance à la suite d'hallucinations sensorielles, d'interprétations et d'impulsions morbides qui agissent sur le jugement, les sentiments et les actes et peuvent devenir la base d'un système de conceptions organisées.

Krafft Ebing décrit bien un « délire hallucinatoire » mais il n'y a de commun avec ce que nous cherchons à décrire que la dénomination, puisque la Wahnsinn hallucinatoire de Krafft Ebing est un délire peu cohérent, c'est l'analogie de la confusion mentale hallucinatoire aiguë.

La confusion mentale, reprise en France et décrite à l'étranger par Fritsch, Wille, Meynert, Kirchoff, Ziehen, montre la fréquence des hallucinations dans le syndrome confusion ; mais la confusion éloigne encore cette forme de la psychose hallucinatoire aiguë.

2° Ainsi donc, vers 1895, on admettait l'existence d'une paranoïa aiguë, forme à développement rapide, reposant sur une base purement intellectuelle, tandis que les phénomènes sensoriels, inconstants, ne jouent que le rôle épisodique et secondaire, d'une confusion mentale primitive telle que l'a décrite Chaslin avec ses diverses variétés de degré.

En décrivant la paranoïa aiguë, dans ses leçons cliniques, M. Séglas, nous dit « qu'entre tous ces faits rangés en bloc par certains auteurs, soit sous le nom de paranoïa (Werruckheit ou Wahnsinn) aiguë délire d'emblée, polymorphes des dégénérés, soit sous celui de confusion mentale (Verruckheit, amentia, hallucinatorischer Wahnsinn), il semble qu'il existe bien réellement des différences. Aussi est-il plus rationnel de se ranger à l'opinion qui établit entre eux une sélection pour la faire rentrer, suivant les circonstances, dans l'une ou l'autre de ces deux catégories. Je croirais également très volontiers qu'entre la paranoïa aiguë hallucinatoire et la confusion mentale primitive hallucinatoire, il existe des cas de délire hallucinatoire avec confusion secondaire, distinctes des deux formes précédentes. »

L'auteur rapporte le cas d'un jeune homme de 23 ans (leçons cliniques, page 453) chez lequel les hallucinations constituaient le pivot, le fondement de la maladie; il n'y avait pas de délire et l'état de confusion mentale ne semblait pas due à

2

une sorte d'affaiblissement des facultés intellectuelles ; mais se présentait surtout à titre de conséquence directe de la répétition presque inces-
sante des troubles hallucinatoires. L'amnésie con-
sécutive n'existait pas et le début de ces troubles
était brusque.

L'impulsion était donnée et on admettait :

a) Une paranoïa aiguë ;

b) Une psychose hallucinatoire aiguë ;

c) Une confusion mentale primitive.

En décembre 1899, Farnarier (Thèse Paris)
décrivait longuement une psychose hallucinatoire
aiguë, où l'agent pathogène manifeste son influence tout d'abord par la production d'hallucinations sans que la conscience du sujet, ni son
état d'esprit, soient sensiblement troublés. Les caractères sont la prédisposition acquise ou héréditaire, la symptomatologie réduite à des troubles
hallucinatoires, le pronostic favorable, l'évolution
aiguë. Au point de vue clinique, le symptôme
capital de cette affection est l'apparition dans une
conscience jusque-là normale, d'hallucinations
multiples, de tous les sens, mais plus fréquentes
dans la sphère auditive, entraînant à leur suite
un délire à systématisation nulle ou du moins très
imparfaite, où les idées de grandeur, de persécution, mystiques, hypocondriaques, etc., s'entremêlent sans ordre au gré des hallucinations. Il
existe parfois un certain degré de confusion, mais
épisodique et secondaire.

Ainsi donc, la psychose hallucinatoire aiguë idiopathique est décrite ; elle a sa symptomatologie, son diagnostic, son pronostic.

A la suite de ces deux auteurs les observations se multiplient, c'est ainsi que S. Soukanoff, dans son article « Hallucinoses » *Journal de neuropathologie et de psychiatrie* du nom de S. Soukanoff, tome III, 1906, dit qu'il existe des états psychiques où les hallucinations occupent la première place, et où les idées délirantes sont soutenues par des hallucinations (le plus souvent auditives).

Michaël Lapinsky et Félix Rose rapportent dans (*Neurologie centralblatt*, 15 février 1907, n° 3, page 146 à 154) un cas de délire hallucinatoire transitoire à répétition au cours de la tétanie ; pendant quelques heures et même plusieurs jours le malade présente un état d'agitation extrême en gestes et en paroles, dues à des hallucinations terrifiantes dans le domaine de la vue, de l'ouïe, du goût et des sensations coenesthésiques. Le début et la terminaison de ce délire hallucinatoire étaient brusques.

Seletzki, dans un cas d'hallucinose (*Pshchiatrie contemporaine russe*, juillet 1907). Sanz, un cas de psychose hallucinatoire aiguë (*Revista frénotica espanola*, VII, n° 79, juillet, page 209). Crisson, un cas de psychose hallucinatoire (*Société de médecine mentale*, n° 4, avril 1909, page 115). Brunet et Calmettes, dans un article paru tout

récemment « Un cas de psychose post grippale »
(*Encéphale*, 10 octobre 1910, page 291), appor-
tent des cas en plus, puisque leur conclusion est
qu'il existe une psychose caractérisée par un syndrome hallucinatoire et ne s'accompagnent pas de
démence.

3° Mais si les observations de psychoses hallucinatoires aiguës sont encore assez fréquentes, si
nous en retrouvons quelques cas dans la bibliographie, et si même elle a fait l'objet d'une étude
spéciale, nous sommes bien obligés, par contre,
de reconnaitre que les observations de psychoses
hallucinatoires chroniques sont rares.

Seuls, Esquirol, M. Magnan et M. Séglas nous
en donnent trois observations.

Dans une remarquable observation, Esquirol
fixe la symptomatologie de la psychose hallucinatoire « cette observation offre l'exemple d'hallucination de l'ouïe le plus simple que j'aie observé,
seule l'hallucination caractérisait l'affection cérébrale de ce malade ; ses inquiétudes, ses défian-
ces, ses craintes, n'étaient que la conséquence de
ce phénomène qui a persisté pendant plus de deux
ans, quoique le convalescent ait recouvré le libre
exercice de l'entendement ».

Magnan, dans « leçons cliniques » (Paris 1893,
page 356), nous montre, d'après Farnarier, le
passage de la psychose hallucinatoire à l'état
chronique.

Enfin, MM. Séglas et Cotard, le 28 décem-

bre 1908, à la société médico-psychologique, ont
présenté deux cas de psychose hallucinatoires
chroniques. Il s'agit de deux malades dont les
observations ont été recueillies dans le service du
Dr Séglas, à Bicêtre, malades qui présentent
depuis de longues années de multiples hallucinations (auditives, visuelles, motrices-verbales) et
qui, d'après le dire des auteurs eux-mêmes « ap-
partient à la même catégorie qu'on désigne
depuis Farnarier sous le nom de psychose hallucinatoire. »

Le premier malade n'est pas rétiscent, il s'étend,
au contraire, avec complaisance sur les différents
troubles qu'il ressent et qu'il s'efforce de traduire
de son mieux ; c'est là son premier caractère ; le
second, c'est l'absence de toute tentative d'interprétation ; le malade répète qu'il ne sait, et n'a
jamais su ni pourquoi ni comment ces phénomènes bizarres se produisaient ; enfin il n'est nullement dément.

Le second malade, ainsi qu'on peut le voir en
se reportant à l'observation, est aussi très halluciné ; il n'interprète pas ses hallucinations, qu'il
sait cependant très nombreuses ; il déclare qu'il
ne comprend rien à ce qu'il ressent, et si on lui
fait remarquer que tout ce qu'il raconte est absurde, il en convient facilement, sans toutefois
jamais admettre qu'il s'agit là de phénomènes
purement subjectifs. Or, le malade en question,
observé pendant une douzaine d'années, est resté

à la fin ce qu'il était au début. Malgré la répétition, la persistance de ses halluninations, ses facultés intellectuelles n'avaient nullement baissé.

En dehors de ce qui avait trait à ses hallucinations, il se rendait même compte de son état.
C'est ainsi qu'il préférait vivre à l'asile parce que
les mouvements de colère, les jurons, les apostro-
phes auxquels il se laissait aller lorsqu'il était
trop obsédé par ses hallucinations, pouvaient au
dehors attirer l'attention. A l'asile, disait-il, au
au milieu de fous, je n'ai pas à m'observer à tout
instant et cela passe inaperçu. Calme, poli, il travaille régulièrement, cherchant à gagner son petit pécule qu'il donne régulièrement à sa femme
pour lui venir en aide; il reçoit avec plaisir ses
visites et sort avec elle en permission. Ces auteurs font remarquer qu'il s'agit ici de psychose
hallucinatoire, essentiellement caractérisée par
de multiples hallucinations, par l'absence de tout
système délirant et par la conservation intacte
des facultés intellectuelles.

En résumé, nous voyons que si nous cherchons
à mettre la psychose hallucinatoire chronique à
sa place en nosologie mentale, à la classer parmi
toutes les autres affections ayant déjà acquis le
droit de cité, nous verrons notre effort s'orienter
différemment suivant que la doctrine des auteurs
aura pour base, pour substratum, l'étiologie, l'anatomie pathologique en la symptomatologie.

Parmi les classifications étiologiques où tout

oscille autour de la prédisposition plus ou moins
marquée du sujet, nous pouvons prévoir que la
psychose hallucinatoire figurera parmi les cas où
la dégénérescence est la moins marquée ; c'est, en
effet, le type si l'on veut de la psychose évoluant
dans un cerveau valide, il doit en être ainsi,
puisque des troubles sensoriels restent élémentaires et ne provoquent dans l'entendement aucune
réaction. Les associations d'idées restent norma-
les, et il n'y a pas à proprement parler de délire.
Des perceptions sans objets sont décrites par le
malade, comme il les ressent, mais ne font pas
partie de son substratum mental. Il les décrit
comme un simple spectateur ou comme un audi-
teur presque indifférent, en tout cas très mesuré
dans ses réactions. Il faut reconnaître qu'un cerveau doit-être bien équilibré pour réagir aussi
peu vis-à-vis de phénomènes aussi importants.

La conception allemande de la paranoïa n'est
pour beaucoup qu'une modification de la dégénérescence, puisqu'on peut dire, peut-être un peu
schématiquement, que le cerveau paranoïque a
une prédisposition à organiser son délire. C'est
donc nettement en dehors et du cerveau dégénéré
et du cerveau paranoïque qu'il faut placer la psychose hallucinatoire chronique.

Sous la puissante impulsion de M. le professeur
Rémond, une pléiade de jeunes psychiatres a
adopté une classification ayant pour base l'anatomie pathologique ; le délire est fonction des trou-

bles des éléments anatomiques. On trouve, d'ailleurs, dans l'enseignement du maitre que nous venons de citer, des documents assez précis pour nous permettre de placer sans hésitation, la psychose hallucinatoire parmi les affections de la cellule corticale. Mais avec le Dr Dide, nous ne pouvons pas n'être pas frappés, si nous entrons dans cette voie anatomique de l'analogie qui existe entre la psychose hallucinatoire et les troubles de déficits de la sphère auditivo-verbale; ici, les localisations sont bien connues, et nous ne saurions, sans entrer dans des redits d'une banalité qu'on ne nous permettrait pas, rappeler autrement qu'en passant les localisations des différentes formes d'aphasie.

Les cas de surdité verbale pure, sont aujourd'hui classiques, leurs localisations corticales ne font pas de doute, n'avons-nous pas ainsi par analogie une localisation au moins probable de la psychose hallucinatoire. Il faut, pour comprendre cette affection mentale qui n'est peut-être pas aussi rare qu'on le suppose, admettre un trouble passager dans la psychose aiguë, durable ou définitif dans la forme chronique de la sphère auditive. Il faut admettre également que ce trouble demeure cortical, et n'a pas d'influence, ni de retentissement sur les fibres d'associations.

Nous ne proposons cette conception que comme une hypothèse, et comme une hypothèse difficile à contrôler, microscope en main, puisqu'il s'agit

de troubles certainement ténus des cellules nerveuses de la région auditive ; mais nous croyons
pourtant avoir le droit de faire cette incursion
théorique dans l'inconnu, puisque notre supposi-
tion tire des arguments d'une valeur qui n'échap-
pera pas, surtout si on la compare avec les lésions
de déficits qui, celles-là, sont bien connues.

CHAPITRE II

Symptomatologie.

Qu'il nous soit permis avant d'aborder l'étude clinique de la question, de présenter les observations qui nous ont servi de base. « Ce sont des observations bien prises, écrivait M. le professeur Dieulafoy, qui donnent la vie aux travaux morbides ; elles sont le travail d'analyse, sans lequel le travail de synthèse n'a aucune valeur ».

Le premier cas est une observation tout à fait typique d'Esquirol que nous avons recueillie dans *Maladies mentales*, Paris, 1838, t. I, page 160.

OBSERVATION I (Esquirol)

M. N..., âgé de 51 ans, était préfet, en 1812, d'une grande ville d'Allemagne qui s'insurgea contre l'armée française en retraite. Le désordre qui résulta de ces événements détraqua la tête du préfet ; il se crut accusé de haute trahison et, par conséquent, déshonoré. Dans cet

état, il se coupa la gorge avec un rasoir. Guéri de sa bles-
sure, il entend des voix qui l'accusent ; les mêmes voix
le poursuivent ; il se persuade qu'il est entouré d'espions,
se croit dénoncé par ses ennemis. Ces voix lui répètent
jour et nuit qu'il a trahi son devoir, qu'il est déshonoré,
qu'il n'a rien de mieux à faire que de se tuer ; elles se ser-
vent de toutes les langues de l'Europe qui sont familières
au malade ; une seule de ces voix est entendue moins distinctement parce qu'elle emprunte l'idiome russe, que
M. N... parle moins facilement que les autres. Au travers
de ces différentes voix, le malade distingue très bien celle
d'une dame qui lui répète de prendre courage et d'avoir
confiance.

Souvent M. N... se met à l'écart pour mieux écouter
et pour mieux entendre ; il questionne, il répond, il pro-
voque, il défie, il se met en colère, s'adressant aux personnes qu'il croit lui parler ; il est convaincu que ses ennemis, à l'aide de moyens divers, peuvent deviner ses plus
intimes pensées et faire arriver jusqu'à lui les reproches,
les menaces, les avis sinistres dont ils l'accablent. Du reste,
il raisonne parfaitement juste, toutes ses facultés intellectuelles sont d'une intégrité parfaite.

Rentré dans son pays, M. N... passe l'été de 1812 dans
un château, y reçoit beaucoup de monde. Si la conversation l'intéresse, il n'entend plus les voix ; si elle languit,
il les perçoit imparfaitement et quitte la société, se met
à l'écart pour mieux comprendre ce que disent ces per-
fides voix, il devient plus inquiet et soucieux.

L'automne suivant, il vient à Paris : les mêmes symptômes l'obsèdent pendant sa route et l'exaspèrent après
son arrivée. Les voix lui répètent : « Tue-toi ! tu ne peux
survivre à ton déshonneur... — Non, non ! répond le malade, je saurai terminer mon existence lorsque j'aurai été
justifié ; je ne léguerai pas une mémoire déshonorée à ma
fille. » Il se rend chez le ministre de la police (Réal), qui

l'accueille avec bienveillance et cherche à le rassurer ;
mais, à peine dans la rue, les voix l'obsèdent de nouveau.

Confié à mes soins, le malade garde l'appartement, ne
trahit point son secret. Après deux mois, il paraît désirer
que je prolonge mes visites. Je m'avise d'appeler les voix
qui le tourmentent des bavardes ; ce mot réussit et, à l'ave-
nir, il s'en sert pour exprimer leur horrible importunité.
Je me hasarde à lui parler de sa maladie et des motifs de
son séjour, il me donne beaucoup de détails sur ce qu'il
éprouve depuis longtemps, il se prête un peu mieux à
mes raisonnements, il discute mes objections ; il réfute
mon opinion sur les causes de ces voix ; il me rappelle
qu'on montrait, à Paris, une femme dite invisible à laquelle on parlait, qui répondait à distance.

« La physique, disait-il, a fait tant de progrès qu'à
l'aide de machines elle peut transmettre les voix très loin.
— Vous avez fait cent lieues en poste et sur le pavé, le
bruit de la voiture eût empêché vos bavardes d'être en-
tendues. — Oui, sans doute, mais, avec leurs machines,
je les entendais très distinctement. » Les nouvelles politiques, l'approche des armées étrangères sur Paris, lui
paraissaient des fables inventées pour surprendre ses opinions. Quelque temps après, le siège de Paris a eu lieu ;
le malade reste convaincu que ce n'est point une bataille,
mais un exercice à feu. Il croit qu'on a imprimé les journaux pour lui. Le 15 avril : « Sortons-nous ? » me dit-il
brusquement et sans être provoqué. A l'instant nous nous
rendons au Jardin des Plantes, où se trouvaient un grand
nombre de soldats portant l'uniforme de toutes les nations. A peine avions-nous fait cent pas que M. N... me
serra vivement le bras en me disant : « Rentrons, j'en ai
assez vu ; vous ne m'avez point trompé ; j'étais malade,
je suis guéri. »

Dès ce moment, les bavardes se taisent ou ne se font
plus entendre que le matin, aussitôt après le lever. Mon

convalescent s'en distrait par le plus court entretien, par la
plus courte lecture, par la promenade ; mais, alors, il juge
ce symptôme comme je le jugerais moi-même, il le regarde comme un phénomène nerveux et exprime sa sur-
prise d'en avoir été dupe aussi longtemps.

Cette observation offre l'exemple d'une hallucination de l'ouïe, la plus simple que j'ai recueillie.
Seule, l'hallucination caractérisait l'affection cérébrale de ce malade ; ses inquiétudes, ses défian-
ces, ses craintes n'étaient que la conséquence de
ce phénomène qui a persisté, quoique le convalescent eût recouvré entièrement le libre exercice
de l'entendement.

M. Magnan, dans *Leçons cliniques*, Paris
1893, page 356, nous donne le résumé d'une
observation qui montre bien, comme le dit Farnarier, le passage de la psychose hallucinatoire
aiguë à l'état chronique.

OBSERVATION II (Magnan)

L...., valet de chambre, est âgé de 47 ans. Sa grand'mère
maternelle, morte à 80 ans, a eu des attaques pendant
toute son existence. Deux oncles maternels sont buveurs.
Le père, ivrogne, est mort hydropique. Son frère aurait
des crises d'épilepsie.

Quant à lui, il n'a pas eu de convulsions dans l'en-
fance ; il a fréquenté l'école jusqu'à 11 ans, il sait lire et
écrire. Quinze jours avant son entrée, il s'est imaginé
qu'une femme avait été assassinée dans la maison de son
maître.

Il prétend que C..., chenapan de la pire espèce, lui aurait demandé, quelques jours avant, si cette femme avait de l'argent ; qu'il serait venu une heure avant lui dans la maison. Il s'imagine encore que sa maîtresse a été raconter partout cet assassinat et que tout le monde le soupçonne. Les chuchotements des uns et des autres lui ont fait connaître qu'on l'accuse d'avoir fait le coup ; il jure ses grands dieux et répète à chaque instant : « qu'il a été toujours honnête, qu'il n'a jamais fait de mal à personne, qu'il est trop poltron pour cela, etc... »

Il croit que l'on a profité de son absence pour passer le jugement de l'assassinat commis par C... sur son compte et qu'on l'a endormi avec toute espèce de bouteilles et de médicaments qui l'ont rendu idiot. Les voix lui disaient : « Il y a un crime commis ». Il se demande alors : « Est-ce que l'on disait que c'est moi ? »

Cette phrase, comme une obsession, lui revenait sans cesse à l'esprit ; il se rend parfaitement compte que les voix qu'il entendait n'étaient pas « les voix du peuple », mais celles de rêves. On disait aussi : « Tu as assassiné ton maître pour le voler ». Depuis, convaincu que tous le considèrent comme un assassin, il croit qu'on le regarde avec curiosité, qu'on lui prépare le châtiment. Il n'ose parler à un infirmier et aux malades qui sont ici, qu'il croit reconnaître et qui se sont trouvés autrefois occupés chez les mêmes maîtres que lui. Un jour, il lit dans le *Petit Journal*, un article sur la crémation et, sans cesse, il croit qu'il va mourir.

Il a peur qu'on le brûle : « On lui a dit qu'on allait mettre le feu dans les fourneaux pour le faire crémer ». C'est une femme de Chaillot qui a dit : « C'est malheureux tout de même, il est condamné à la crémation, c'est pour l'éternité ». Il veut hâter la fin de ses tourments et va au-devant de la mort ; il se frappe la tête contre les murs et les angles des meubles, il se l'est frappée également avec un fer à repasser oublié à sa portée. Puisqu'il faut mourir, mieux vaut en finir tout de suite. A son arrivée à l'infirmerie de l'admission, il a cru qu'on voulait l'empoisonner et a refusé les aliments ; il leur trouvait un goût âcre, puis on avait l'air de dire de lui : « Ah ! il s'est figuré qu'on lui mélangeait une poudre parce qu'il était assassin. Ici, c'est le dernier moment et aujourd'hui c'est son dernier jour, ce sera pire qu'une exécution » ; il est convaincu d'être à Beaujon et reconnaît, dit-il, les jardins.

« Vous m'avez fait venir, dit-il, dans votre cabinet afin que les gens d'alentour puissent entendre ce que je dis. » Les malades refusent de lui parler parce qu'il est accusé d'assassinat ; les journaux parlent de son crime : on l'appelle saloperie. Il croit toujours qu'on lui met du poison dans ses aliments, il éprouve des douleurs d'entrailles, des picotements, des tremblements.

« Je vois bien que c'est fini, dit-il avec tristesse, je vais y passer. »

Nous recueillons dans les *Annales médico-psychologiques* deux cas nouveaux se rapportant tout à fait à notre sujet.

Deux cas de psychose hallucinatoire

Par MM. les D⁰ˢ SÉGLAS et Lucien COTARD.

OBSERVATION III

K... (Ernest), âgé de 51 ans, est entré à Bicêtre le 6 avril 1891. Il présente de multiples hallucinations.
Voici comment il les exprime :

Ce sont d'abord des hallucinations auditives élémentaires : bruits de sifflets, de fifre, de musique, puis verbales : « Ça vient, dit-il, causer tout doucement comme
la voix d'une personne qui serait à côté de vous, ou bien
tout d'un coup ça gueule dans les airs : boum ! C'est une
voix travaillée, cela dure depuis l'exposition de 1889 ; le
début de tout, c'est la voix que je ne comprenais pas. C'est
venu avec un tas de saloperies. »

Il entend des voix qui viennent du dehors et d'autres qui
viennent du dedans ; ce sont des hallucinations auditivo-
motrices. C'est comme un tuyau qu'il a dans le gosier et
qui parle ; c'est comme un tramway qu'il a dans la gorge
ou dans la tête et qui fait : « coin ! coin ! » Cela lui sort du
nez comme un souffle. Souvent, quand il parle, ce n'est pas
lui, mais on lui fait remuer la langue.

« Quand je lis mon journal, si je ne lis pas moi-même,
ça le lit en changeant de voix ; quand je m'arrête, je sens
que ça continue dans le gosier comme la parole même. »
C'est comme un tonnerre qui lui sort du ventre. On le
force à parler, à dire des choses sales, un « tas de cochon-
neries ». « Autrefois, quand je travaillais, par exemple,
je sentais ma bouche et ma langue qui marchaient et ce
n'était pas moi qui parlais : c'était comme si c'était moi,
mais je savais bien que ce n'était pas moi. »

D'autre part, K... présente également des troubles de
la sensibilité générale : il se plaint de secousses « comme
si on lui tirait des ficelles et cela lui saute dans les mem-
bres ». « Je lâche des gaz qui ne sont pas réguliers : petits,
forts, faibles ; dans l'anus, c'est comme si j'avais un étron
qui marche. » Il a dans le corps une espèce de tube qui va
de l'anus au gosier ; ce tube se déplace et gueule en même
temps. Il se plaint aussi de « la pile » dans les jambes.
Cette pile lui produit l'effet d'une « chaudière qui ronge,
d'une marmite bouillante », d'une espèce de voile, de fu-
mée, de plaque et ça vient ensuite causer tout doucement,
ou bien ça « gueule » tout haut dans les airs.

« Une fois, sur le boulevard de l'Hôpital, ma langue et ma bouche, ça marchait tout seul, c'était comme une « ganache » (ganache signifie, en terme d'argot, mâchoire), et il imite avec ses deux mains un bec qui s'ouvre et se ferme.

K..., d'autre part, n'interprète pas ses hallucinations, personne ne lui en veut, il ne se connaît pas d'ennemis. Les sensations bizarres qu'il ressent, il les constate, il ne les explique pas. Lui demande-t-on, par exemple, pourquoi il entend des voix, il répond qu'il ne sait pas ; comment il se peut qu'il entende des voix, il ne sait pas. Bref, il se borne à constater et à enregistrer ses hallucinations. Jamais, à aucun moment, K... n'a donné d'autre renseignement à ce sujet ; jamais il n'a bâti aucun système délirant.

Ces phénomènes ont duré pendant tout le séjour de K... à Bicêtre jusqu'en 1900, c'est-à-dire pendant douze ans, au bout desquels il est rentré dans sa famille sans aucune modification dans son état.

OBSERVATION IV (MM. Séglas et Cotard)

F... (Maurice), âgé de 25 ans, est entré dans le service du Dr Séglas le 13 juin 1898, après avoir passé quelque temps dans le service du Dr P. Marie, où il avait été admis à cause de ses hallucinations. Il n'y a rien de particulier à signaler dans ses antécédents héréditaires ; lui-même s'est toujours bien porté avant sa maladie actuelle. Il était, au dire de son père, d'un caractère vif et volontaire. Il avait jusqu'alors été employé dans une Compagnie d'assurances.

Le début de l'affection remonte au mois de juin 1897. A cette époque, on remarqua un certain changement dans sa manière d'être ; il riait parfois sans raison ou bien restait le nez dans son assiette pendant les repas. Peu de

3

temps après, il avoua pour la première fois à sa tante, qu'il entendait des voix ; ces voix l'appelaient, soit le jour, soit la nuit, et alors il se levait. Quand les voix lui parlaient, il fallait qu'il leur réponde. A la suite d'un séjour de deux mois dans la maison de santé du Dr Pottier, à Picpus, l'état de F... s'était sensiblement amélioré, si bien qu'il put se remettre au travail ; mais cette amélioration ne persiste pas et F... entendit de nouveau des voix. Quand il s'endormait, il croyait voir une personne auprès de son lit. Il croyait qu'on l'électrisait.

F... entra, le 17 novembre, dans le service du Dr P. Marie. Il s'y montra d'abord très tranquille, quoique d'humeur changeante. Au mois de juin, F... commença à refuser de manger, disant qu'il n'avait pas faim. Les jours suivants il manifesta une certaine excitation et notamment tenta de se suicider en se jetant par la fenêtre. C'est à la suite de cet événement qu'il fut transféré dans le service de M. Séglas.

Interrogé à son entrée, F... raconte comme il suit les diverses péripéties de sa maladie :

Une nuit, dit-il, il a vu comme des traits noirs qui passaient à côté de lui. Il s'est aussitôt réveillé en sursaut, il s'est dit : « Mais qu'est-ce qu'il y a ? Je suis donc halluciné ? » Puis il se souvient d'avoir été se promener aux galeries Lafayette, sur les bateaux-mouches et dans le métro, où il a reçu une décharge épouvantable. Il se sentait alors comme commandé, comme poussé à aller devant lui ; il entendait même des voix qui lui disaient : « Je veux que tu ailles là ».

Maintenant il voit souvent trois personnes d'un côté et trois de l'autre ; celles de droite disent le contraire de celles de gauche. Ces personnes entrent par les murs. Elles existent, on pourrait les toucher ; l'une d'elles est maigre, l'autre grosse, habillée en redingote. Elles prennent souvent la tête d'un député ; elles le traitent de fumier, de « Romdibé » *(sic)*.

Parfois aussi F... avait des hallucinations verbales visuelles : il voyait une main écrire sur le mur le mot « m.... », soit en rouge, soit en bleu, soit en noir, ou bien tracer des opérations arithmétiques.

F... sent encore des « pointes électriques qui lui sortent du corps » ; il perçoit souvent des odeurs de vin, de fromage, de raifort iodé, d'iodoforme.

Il voit souvent des bras coupés, des têtes fendues. Il sent dans la poitrine comme un fil tendu du sein au cœur ; il a vu un feu violet qui lui est entré dans le nombril, sa tête change, tantôt elle devient énorme, tantôt, au contraire, toute petite. Il a des mouches devant les yeux ; elles sortent des fleurs du jardin. Il sent du « froid dans les parties ». Il y a des flammes qui traversent le mur et lui entrent dans le dos.

Toute la journée des voix lui parlent. Il en est abruti. Elles lui causent politique ou affaires et, s'il voulait leur répondre, il y perdrait la tête.

Par moments il sent son corps grossir, il a dans la bouche de mauvais goûts.

Nous rapportons dans l'observation suivante, le cas d'un malade qui présente des hallucinations nombreuses et intenses affectant l'ouïe, la vue, la sensibilité générale, se traduisant par des phénomènes d'ordre génitaux et psycho-moteurs ; et qui malgré ses quinze années d'internement, ne nous a paru ni affaibli, ni persécuté.

OBSERVATION V (Personnelle)

P... (Joseph), né le 10 décembre 1864, entré à l'asile
le 6 août 1895. Rien à signaler au point de vue héréditaire ; ses antécédents personnels se bornent à quelques
convulsions dans le jeune âge, puis il eut quelques bron-
chites et enfin il est réformé pour un coup de pied de
cheval, reçu au genou droit. Il ne buvait pas d'alcool, pas
d'absinthe et se contentait d'un litre de vin par jour.

A été arrêté à Paris devant l'Hôtel-Dieu tandis qu'il
sortait de la consultation ; on le conduisit au dépôt ; là
notre malade demande six voitures pour son usage per-
sonnel : il entend dire qu'il est un grand personnage et
qu'il ne doit plus se contenter de cinq francs qu'il gagnait
par jour. A Sainte-Anne, le Dʳ Magnan fournit sur le
malade le certificat suivant : « Idées de persécutions vagues
liées à des hallucinations, troubles de la sensibilité générale, excitation, insomnie ».

Transféré à l'asile de Braqueville en 1895, il est noté
comme atteint de dégénérescence mentale, idées vagues
de persécution, impulsions dangereuses, hallucinations.

En 1898, entend la voix de sa femme qui le traite de ma-
quereau, crapule, canaille ; elle ne le quitte pas et la nuit
elle vient ; il voit des cadavres, des cercueils, des animaux ; le malade répond avec volubilité ; il est plus com-
municatif qu'un halluciné vulgaire, s'emporte quelquefois, n'est pas maître de ses impulsions.

En 1899, idées vagues de persécutions ; à la suite de ses
hallucinations, coléreux ; dit qu'il a vu son grand-père, il
pense bientôt devenir roi ou empereur, il sera riche, ses
voix le lui disent. En 1900, le malade croit entendre autour
de lui des êtres imaginaires, c'est à la suite de ces hallucinations qu'il s'agite ; il a entendu Dieu lui parler ; on

vient de lui révéler une vocation nouvelle et il s'irrite de
se voir enfermé. En 1901, délire hallucinatoire avec accès
d'excitation. En 1902, hallucinations sensorielles multiples,
on lui parle par la langue ; sa femme est dans son estomac ;
c'est elle qui le force à parler, il l'entend, il la voit, il la
sent, mais elle ne lui en veut pas, il ne comprend rien à
cela. Jusqu'à 1910, même excitation mentale ; le malade
est toujours très halluciné, il est même dangereux par
moments. Il a quelques idées de grandeur ; ses hallucinations sont nombreuses et lui font croire tantôt qu'il est
grand seigneur, tantôt qu'on lui en veut et qu'on le persécute par l'intermédiaire de sa femme. Il n'a pas cons-
truit sur ses hallucinations d'idées délirantes ; il les admet ; ne cherche pas à se rendre compte d'où elles viennent ; il se souvient parfaitement de toute son existence,
des plus petits détails et n'a pas trace d'affaiblissement
intellectuel.

Actuellement les hallucinations sont encore excessivement intenses et dominent toute la scène. Le malade s'arrête souvent dans son interrogatoire, il écoute d'autres
gens lui causer, d'ailleurs il ne le nie pas et en parle très
volontiers. Les voix lui viennent de partout, il entend des
hommes ou des femmes, mais c'est surtout sa femme qui
parle ; elle l'insulte, lui dit toutes les grossièretés qu'elle
peut trouver ; le malade ne veut pas nous les dire toutes,
tellement elle en dit ; elle lui cause de Paris et le son est
très distinct ; tantôt elle est avenue de l'Opéra, tantôt dans
les murs de l'établissement ; quelquefois, elle lui souffle
dans l'oreille et elle s'en approche tellement près qu'il est
obligé de se les boucher. Puis, tout à coup, c'est le comte
et la comtesse de Castelbajac qui se disputent ; puis ce
sont des chevaux qu'il voit passer. Presque aussi fréquentes que les hallucinations auditives sont les hallucinations visuelles ; il voit des spectres, des démons, des
assassins ; les divers objets qu'il voit lui apparaissent

tantôt agrandis, tantôt plus petits que nature ; ces hallucinations lui apparaissent en plein jour, alors qu'il a les
yeux grands ouverts et il voit souvent sa femme qui, presque toujours, a changé de costume pour paraître à ses
yeux. Il la voyait encore hier toute habillée en soie, puis,
quelques minutes après, elle était en blanc ; elle est quelquefois très propre, d'autres fois pleine de poux et le
malade en est dégoûté. D'ailleurs, elle lui joue bien des
farces ; jamais il n'a pu l'attraper, elle est fluide et s'en-
vole aussitôt qu'il étend les bras pour la saisir ; une autre
fois il voit des figures et, de leurs bouches, il en voit sortir
des paroles.

Les hallucinations de l'odorat et du goût ont, chez notre
malade, presque la fréquence des hallucinations de la vue
et de l'ouïe ; on le poursuit d'odeurs fétides repoussantes ;
ce sont les odeurs de cadavre brûlé, de fumier, de pourri-
ture ; ses aliments ont goût d'arsenic, de phosphore. En
outre, il a des sensations de fourmillement, de coups,
d'arrachement. Il croit avoir dans le ventre des animaux
qui se déplacent ; il accuse les gens de son entourage de
se livrer sur lui à des actes érotiques et sa femme n'y est
pas étrangère. Il se plaint d'être bousculé dans son lit.

Outre ces voix qui lui viennent de partout et qui parlent
à son oreille, on parle par son gosier, on lui fait remuer
la langue, il n'entend plus rien, mais, cependant, il comprend et il est obligé de parler. Ce ne sont plus des voix
extérieures, mais bien des voix intérieures ; tous ceux
qui sont dans son corps le forcent à causer ; il est obligé
de s'exécuter et de parler très fort ; il se plaint que sa
pensée se formule et lui échappe de la bouche avant qu'il
ait eu le temps de la prononcer volontairement ; il sent
sa langue remuer malgré lui et elle lui échappe.

Ici nous avons pour ainsi dire toute la gamme des hallucinations (ouïe, vue, goût, odorat, sensibilité générale,
génitales, psycho-motrices) ; les hallucinations semblent

bien être le phénomène fondamental, caractéristique,
puisque le malade, interné depuis quinze ans, ne présente
aucun trouble de l'intelligence et qu'en outre il ne bâtit
aucun système délirant et se contente d'enregistrer ses
hallucinations, cherchant, sans y parvenir, à expliquer
de façon plausible les tourments auquel il est en butte.

Le cas suivant concerne un homme de 52 ans,
atteint de délire hallucinatoire depuis seize ans ;
les troubles sensoriels semblent éclater subitement avec une assez grande intensité, puis au
bout de quelques mois, ils disparaissent presque
complètement, puisque le malade quitte l'asile ;
ce qui est intéressant à noter, c'est que le malade
a été l'objet de six internements et que le dernier
semble se prolonger et ne pas laisser l'espoir
d'une guérison immédiate.

OBSERVATION VI (Personnelle)

G... (Barthélemy), voyageur de commerce, 52 ans,
bonne instruction, s'est toujours occupé dans les bureaux
et se met très vite au courant. Pas d'antécédents héréditaires. Le malade est célibataire. Sa jeunesse s'est passée
sans incidents ni maladies notables et le malade nous
donne un aperçu de sa vie d'honnête homme. C'est en 1891
que le malade a commencé à présenter des troubles néces-
sitant son internement : il était alors voyageur pour une
maison de Paris et, à son retour de Bretagne, où il venait
d'être envoyé pour traiter avec des maisons de commerce,
il devait se marier. Il fut, nous dit-il, dès son arrivée,

convoqué chez le commissaire et interné immédiatement.
Le malade, qui est réticent, explique cependant qu'à cette
époque il entendait souvent certaines voix qui lui disaient
et lui faisaient comprendre qu'il devait entrer dans la
police, qu'il y remplirait des fonctions importantes et c'est
alors qu'il adressait aux différentes autorités des lettres
dans lesquelles il formulait toujours les mêmes revendi-
cations. En 1896, il fut interné une seconde fois, car le
caractère de ses hallucinations devenait de plus en plus
inquiétant. Il menaçait de mort certaines personnes de sa
famille ainsi que l'archevêque de Paris, dans le jardin
duquel il s'était introduit pendant la nuit.

Remis en liberté vingt mois plus tard, il fut l'objet de
trois autres placements, toujours motivés par l'apparition
de troubles sensoriels d'une grande intensité sans interprétation de ses hallucinations et sans confusion.

Enfin, le 18 mai 1907, il était rendu pour la cinquième
fois à son libre arbitre, mais il recommençait aussitôt sa
correspondance et demandait une audience au préfet de
police ; voici, en effet, ce que le malade nous raconte :
« J'habitais rue du Faubourg-Saint-Martin et le métier de
voyageur me fatigant, j'avais résolu de vendre des petits
produits destinés à enlever des taches d'encre ; j'étais certainement, à cette époque, poursuivi par une cabale mon-
tée par des correspondants et des voyageurs de commerce ; ils ne me faisaient entendre que des choses désagréables et ils me poursuivaient enfin avec leurs voix ; ils
me disaient sans cesse : « Flanque six balles de revolver
au préfet et c'est la seule façon d'avoir la paix ». Désirant
avoir la paix, j'écrivis une lettre au préfet en lui faisant
connaître ces faits et en le priant de faire cesser le bruit
que j'entendais. » Le 5 mai 1910, il est interné pour la
sixième fois et le certificat médical du Dr Magnan nous
fait connaître que le malade « présentait alors des hallucinations, des idées vagues de perception ; il était poussé

parfois à des actes de violence qu'il réprouvait. Pas de confusion ».

Le 10 mai 1910, il fut transféré à l'asile de Toulouse et on constatait que ce malade présentait alors des hallucinations auditives sans affaiblissement intellectuel. Depuis lors, ce malade est employé dans les bureaux où il rend de notables services, il s'est mis très vite au courant du service, il est très affable, très respectueux et ne cherche qu'à se bien faire voir.

L'interrogatoire poussé à plusieurs reprises nous permet d'affirmer que ce malade n'a encore aucune idée délirante systématisée : ses hallucinations sont encore très intenses ; il s'arrête de temps à autre dans la conversation et a le faciès d'une personne qui semble entendre des voix venant d'un autre endroit ; il nie toute hallucination visuelle, mais ses aliments n'ont pas toujours bon goût et il sent quelquefois des odeurs de soufre, d'œufs pourris

Les hallucinations auditives paraissent revêtir de préférence une teinte ambitieuse ; il a entendu dire qu'avec les produits dont il disposait pour enlever les taches d'encre, il arriverait à amasser une fortune considérable et qu'il vivrait largement. D'autres fois, on lui annonce que les voyageurs de commerce qui le tracassaient jadis sont sur le point de recommencer à le tourmenter ; il est inquiet de ces menaces, se demande pourquoi on le poursuit ainsi. Ces hallucinations font d'assez fréquents retours offensifs, puisqu'il cause fréquemment avec des personnes étrangères et qui ne sont pas dans l'établissement. Le malade semble ignorer, malgré l'apparence de sa lucidité, le caractère morbide de ses hallucinations. Il affirme entendre les voix absolument comme il entendrait celles d'interlocuteurs réels ; tantôt elles monologuent, tantôt elles dialoguent ; le malade prend part à la conversation, mais il ne bâtit pas là-dessus ni un délire de persécution, ni un délire interprétatif et cependant les hallucinations sont continuelles et durent depuis 1891. Nous nous bornons à signaler que l'examen somatique ne nous a donné rien d'intéressant à signaler.

Donc on a affaire à un malade qui, depuis seize ans, a été l'objet de six internements qui ont toujours été motivés par quelques réactions un peu vives produites par des hallucinations auditives. Il n'a aucune interprétation délirante et il n'est plus besoin d'ajouter que ses facultés intellectuelles sont bonnes et qu'il fait même preuve d'une certaine facilité de travail.

Voici maintenant un homme de 71 ans. Après une légère période prodromique assez indécise, caractérisée surtout par des inquiétudes vagues, le raptus hallucinatoire éclate avec une grande intensité; les idées de persécution érotiques se coudoient, s'entremêlent, se succèdent sans aucune autre raison que le contenu variable des hallucinations; le malade est à l'asile depuis 50 ans et sa guérison ne semble pas prochaine.

OBSERVATION VII (Personnelle)

M... (François), âgé de 71 ans, à l'asile de Braqueville depuis 1861, c'est dire que le malade est interné depuis l'âge de 20 ans; ne présente rien de particulier du côté paternel, la mère du malade serait morte assez jeune de tuberculose.

Deux frères encore bien portants et une sœur morte récemment d'un cancer.

Dans son passé pathologique nous ne relevons comme maladie grave qu'une fièvre typhoïde pendant la jeunesse avec violent délire. Quelques mois avant son internement, ce malade, jusque-là bien portant, a présenté de notables modifications de caractère ; il est devenu triste, soupçonneux ; il eut avec des camarades de petites discussions ; les enfants le suivaient dans la rue ; les grandes personnes le montraient du doigt et cependant «il n'avait rien fait d'extraordinaire ».

Un matin qu'il allait à son travail, il entendit la voix d'un camarade de première communion qui lui conseillait de porter plainte à la préfecture de police ; il se retourna aussitôt et ne vit personne ; plus tard, il prend un couteau pour se protéger contre un individu qui le poursuivait ; il voit sur les boulevards des gens qui sont postés derrière les arbres et qui lui paraissent avoir de mauvaises intentions. Les hallucinations se précisent bientôt, les oreilles lui sifflent, il entend des cloches, des voix, on lui cause distinctement; le malade est dans un état de crainte et d'anxiété, il a quelques réactions violentes qui nécessitent son internement.

A son entrée à l'asile, il présente un « délire polymorphe avec idées de persécution, mystiques, ambitieuses, érotiques » ; il est très halluciné ; il entend des mots (hallucinations auditives verbales) : les voix lui paraissent lointaines quelquefois, mais le plus souvent proches ; il les perçoit par les deux oreilles ; il a les attitudes d'une personne qui écoute et se tourne vers son interlocuteur imaginaire.

Il a quelques craintes d'empoisonnement : il pense qu'on lui met des «choses dans ses aliments ».

Il présente une vive excitation génitale, on est obligé de l'isoler pendant quelque temps. Il entend encore la voix de ce camarade de première communion qui lui conseille de se défendre ou de se sauver. Il n'a pas d'hallucination de la vue, mais ses aliments ont une saveur désagréable. Les insultes poursuivent le malade partout ; il entend des bruits de trompette et de tambour ; il essaye de s'évader

pour échapper à tout ce qu'on lui fait pour le rendre fou ;
il est inquiet de toutes ces menaces, mais il ne bâtit pas
le moindre système délirant avec les matériaux ainsi fournis à son esprit, il accepte volontiers l'hypothèse que les
voix qu'il entend sont le résultat de phénomènes morbides.
Les différents certificats datant de cette époque se résument
en ceci : « Idées confuses de persécution, de grandeur,
hallucinations auditives persistantes, pas d'affaiblissement
intellectuel, pas de systématisation délirante. »

Les notes médicales permettent de suivre le malade
d'année en année ; elles nous le montrent comme très halluciné, mais n'interprétant pas ses hallucinations ; il sait
qu'on lui en veut, mais il ne sait pas qui, il ne se connaît
pas d'ennemis ; il a bien quelques sensations bizarres,
mais il ne saurait en donner une explication ; il a quelques
réactions violentes, il le sait, il le reconnaît ; « on l'ennuie
tellement, dit-il, qu'il est obligé de se défendre quelquefois ».

Tous ces phénomènes ont duré pendant le séjour de M...
à l'Asile, c'est-à-dire jusqu'en 1910 et son état actuel ne
semble pas présenter de modification.

Le malade se soumet volontiers à l'interrogatoire, il
nous raconte son existence, précisant des détails d'ordre
personnels et faisant preuve, malgré ses 71 ans, d'une
bonne mémoire.

« La nuit, nous dit-il, on me réveille souvent en me
frappant et je suis obligé de passer des nuits blanches
pour éviter ces coups de poing que je reçois et dont je ne
porte pas de traces extérieures. On m'empêche souvent de
respirer, mais ce sont surtout les voix que j'entends qui
m'agacent ; je crois toujours que c'est le 1er avril, car, bien
souvent, j'ai vérifié ce que j'entends et jamais ce n'était
vrai ; on m'appelait souvent aux portes, j'y allais et je ne
voyais personne. Quand, autrefois, je pouvais travailler,
on m'a dit de me sauver et on me le répétait avec tant d'in-

sistance que j'ai fini par m'évader. Les voix qui me causent sont des voix d'hommes, de femmes, des voix de personnes que j'ai connues autrefois. Je crois cependant que
tout cela n'est pas vrai et, malgré tout, je me mets encore
souvent en colère quand on m'insulte. »

Outre ces hallucinations auditives, le malade reçoit des
secousses électriques dans l'estomac, sur la tête, dans les
bras ; on lui donne des gifles et on lui envoie des effluves
(troubles de la sensibilité générale). Les hallucinations
olfactives sont aussi évidentes et tenaces ; de tout temps
on lui a fait respirer du soufre.

Il présente aussi quelques hallucinations du goût (on
cherche à l'empoisonner). Jamais il n'a eu d'hallucinations
de la vue : « Jamais je n'ai vu les gens qui me parlaient et
cependant j'étais bien certain qu'on me causait, je recon-
naissais même les voix quelquefois. »

De temps à autre cependant on constate quelques interprétations délirantes, mais sans importance ; c'est ainsi
que le médecin a placé son infirmier dans le quartier pour
le surveiller spécialement ; les autres gardiens, de temps
à autre, le regardent de travers, ils n'ont pas vis-à-vis de
lui tous les égards qu'ils devraient avoir ; il se demande
avec anxiété pourquoi, de temps à autre, il est servi le
dernier, etc...

Ces interprétations sont tout à fait épisodiques et disparaissent rapidement, cédant vite le pas aux hallucinations.

On ne trouve pas, chez ce malade, d'hallucinations psycho-motrices, il n'a pas non plus d'obsessions, pas d'impulsions ; pas de stigmate physique de dégénérescence.

Malgré la répétition, la persistance de ses hallucinations,
les facultés intellectuelles de ce malade n'ont nullement
baissé. En dehors de ses hallucinations il se rend parfaitement compte de son état ; il sait que sa place est plutôt
à l'Asile qu'au dehors : « ici, au moins, dit-il, je puis causer tout seul et je n'ai pas besoin de m'observer ».

La mémoire et l'imagination ne sont nullement affai-
blies ; les sentiments affectifs ne sont pas émoussés ; le
jugement persiste, le malade acquiert encore les idées
nouvelles avec facilité et il est capable de comprendre ce
qui sort des habitudes routinières de l'existence ; il travaille encore, ne manque pas de précision et de lucidité
dans ses affaires ; le caractère ne s'est pas modifié. Il n'a
pas ce rabâchage constant d'histoires interminables, fati-
gantes à entendre ; il ne commet aucune erreur de chiffres
et de calcul, pas de lacune et de trous vides dans la mémoire.

L'aspect physique du malade nous donne les renseignements suivants : de taille ordinaire, bien conformé,
pas d'asymétrie faciale ; oreilles bien conformées, le pa-
villon est bien ourlé ; voûte palatine peu ogivale ; denti-
tion bonne encore.

Système circulaire. — La pointe du cœur bat dans le
cinquième espace intercostal, pas de souffle, le deuxième
bruit un peu claqué à l'orifice aortique ; pouls régulier,
légèrement hypertendu, les vaisseaux manquent un peu
de souplesse ; les temporales sont un peu saillantes et si-
nueuses.

Système respiratoire. — Ne tousse pas et les signes sté-
toscopiques permettent d'affirmer que ses poumons sont
indemnes.

Système digestif. — Langue bonne ; pas de dilatation
d'estomac ; foie normal, ne débordant pas ; mange bien,
ventre souple, selles régulières, pas de constipation.

Système uro-génital. — Ni sucre, ni albumine, rien à
signaler.

Système nerveux. — Pas de troubles de la marche ni de
la station debout ; pas de tremblements, ni de la langue,
ni des doigts ; réflexes rotuliens normaux ; pas de troubles
de la parole, pas de céphalées, localise et perçoit bien.

Du côté des organes des sens, l'audition est bonne ; les

pupilles réagissent bien à la lumière et à l'accommodation : l'acuité visuelle est conservée, les pupilles sont égales.

En résumé, c'est un malade qui a passé presque toute son existence dans un asile (il y est entré à 20 ans et il a maintenant 71 ans) et nous pouvons admettre qu'il s'agit bien là d'une psychose hallucinatoire passée à l'état chronique, c'est-à-dire caractérisée essentiellement par des hallucinations multiples, par l'absence de tout système délirant et par la conservation intacte de ses facultés intellectuelles.

L'observation suivante est celle d'une femme, la seule d'ailleurs que nous ayons trouvée se rapportant à notre sujet.

OBSERVATION VIII (Personnelle)

Mme G..., née D..., est née le 18 mai 1865 ; elle reçut peu d'instruction, se maria jeune ; de son mariage elle eut deux enfants du sexe masculin, bien portants.

La mère de la malade mourut d'une attaque d'apoplexie ; son père vit encore et n'a aucune infirmité malgré son grand âge.

Réglée à 12 ans, elle avait des migraines fréquentes, surtout au moment des règles ; elle ne se souvient pas avoir été malade dans sa jeunesse.

Internée en mai 1900, il est difficile de fixer assez exactement l'époque d'apparition des premiers symptômes d'aliénation mentale, toutefois d'après la malade et surtout d'après les renseignements pris auprès du père et du mari de Mme G..., elle entend des voix depuis au moins quinze ans ; elle n'a eu des réactions dangereuses que dans

ces dernières années, car elle obéit à ce qu'elle entend ;
elle a essayé de frapper sa mère à plusieurs reprises.

Dans la nuit, elle ne reposait que quelques instants et
elle se figurait que des personnes se rendaient auprès
d'elle pour lui faire du mal.

Elle injuriait les voisins et, par moments, elle criait à
tue-tête. Elle ne voulait plus rien faire et tous les jours elle
quittait la maison pour se rendre en ville, disant qu'elle
allait trouver la police pour s'emparer des personnes qui
l'insultaient pendant la nuit et qui l'empêchaient de re-
poser ; elle disait encore que sa belle-mère ouvrait la
porte à des individus qui entraient la nuit dans sa chambre pour coucher avec elle. On lui portait des cadavres
dans des caisses que l'on allait chercher au cimetière.

Tels sont les renseignements que nous avons pu re-
cueillir au sujet de la malade.

C'est donc vers 1895 que remonte la maladie ; au début,
il semble qu'il y ait eu d'abord des interprétations délirantes ; la malade trouvait qu'on s'occupait trop d'elle,
tout, dans sa demeure, était bouleversé quand elle ren-
trait, des gens venaient la voir très souvent et épiaient tout
ce qu'elle faisait ; elle entendait beaucoup de bruit dans
la rue et pensait que tout le vacarme n'était fait que dans
le but de l'ennuyer.

Peu de temps après elle entendit des sifflets, des bruits
divers qu'elle ne put définir ; puis, bientôt, les voix se
précisèrent et devinrent menaçantes et injurieuses pour
elle ; on lui donnait les mots les plus orduriers et on lui
faisait savoir que son mari la trompait fréquemment et
vivait avec des « concubines ». Ces voix venaient un peu
de partout, de terre, des murs, des placards, des chemi-
nées, c'étaient des voix de femmes, des voix d'hommes,
elle les entendait par les deux oreilles.

Les interprétations fausses persistaient également, mais
sans se systématiser : les moindres gestes de son mari en

particulier avaient aussitôt une signification, elle pensait toujours qu'il la trompait.

Ces voix, très distinctes, venaient cependant de personnes encore invisibles.

Puis, bientôt, apparurent d'autres hallucinations et des troubles de la sensibilité générale.

Son mari qui, jusqu'alors, ne lui avait causé de cette façon particulière, commença aussi à l'injurier ; il lui reprochait de ne pas assez travailler, puis il lui fit savoir qu'ayant assez d'elle, il allait avec d'autres femmes.

En 1900, les hallucinations redoublent ; la malade a quelques réactions assez violentes pour nécessiter son internement. A l'Asile on lui cause dès son arrivée, on la menace, on la terrorise ; les hallucinations auditives se font plus nombreuses et elle raconte que son mari la fait poursuivre par une bande d'individus, mais elle ne précise pas et ces accidents délirants s'estompent rapidement pour ne laisser bien en évidence que des hallucinations de toute sorte.

Les différents certificats de cette époque nous font savoir qu'alors la malade présentait comme principaux symptômes quelques interprétations fausses, des craintes imaginaires, un état hallucinatoire généralisé, hallucinations de l'ouïe, de l'odorat, pas de systématisation bien apparente, quelques vagues idées de jalousie contre son mari ; il vit avec des femmes qui lui ont donné des maladies honteuses ; elles le font boire, il est très faible de caractère, il est obligé de les suivre et de faire ce qu'elles lui commandent. Mais surtout elle entend son mari et même elle le voit de temps à autre ; il vient dans le quartier où est en traitement la malade, elle l'entend à l'étage au-dessus d'elle, il se cache dans les murs et il l'appelle ; il va au grenier avec les femmes qu'il amène et lui fait signe de monter. De temps à autre, elle sent de mauvaises odeurs, elle ne sait trop qui accuser. Les facultés intel-

4

lectuelles sont intactes ; la malade s'occupe, travaille et rend bien des petits services.

Pendant les années suivantes, les hallucinations sont toujours aussi intenses, surtout du côté de l'ouïe, de la vue et de l'odorat ; les voix viennent de personnes situées à droite, à gauche, en face ; elles l'insultent et lui tiennent des propos érotiques. La malade ne réagit pas et demande souvent sa sortie pour retrouver son mari qui ne « cesse de la réclamer ». La systématisation n'est pas plus apparente et il n'y a pas trace d'affaiblissement intellectuel.

En 1906, on ne note aucun changement dans les hallucinations qui sont toujours aussi actives et variées.

La malade a toujours quelques interprétations délirantes ; pas d'affaiblissement intellectuel.

En 1908-1909, toutes les notes prises à cette époque ne font que confirmer celles du début et se résument à ceci : « Hallucinations de l'ouïe, de la vue, pas de systématisation, pas d'affaiblissement intellectuel. »

Depuis le début de l'année 1910, nous avons pu suivre avec beaucoup d'intérêt la malade, mais elle ne nous a pas semblé avoir présenté des variations importantes dans les symptômes de sa maladie si ce n'est une extension progressive des hallucinations qui sont actuellement de plus en plus nombreuses.

Nous ne retrouvons pas, chez cette malade, un thème délirant même très banal ; tout ce qu'elle présente est un peu flou, peu vivace ; elle n'est pas jalouse de son mari, elle lui pardonne ; elle n'est pas non plus poursuivie par cette bande d'individus qu'elle a prétendu avoir entendu dès son entrée à l'Asile ; ici donc pas d'idée délirante systématisée, mais ce qui domine la scène, ce sont les hallucinations ; du côté de la vue, il semble que la malade présente des hallucinations, puisqu'elle affirme voir son mari et quelquefois les personnes qui lui causent, mais à l'ordinaire, chez les malades de cette catégorie, les hallucinations de la vue sont rares et sont en général élémentaires. La malade se sent violée la nuit par les personnes qui lui causaient dans le jour et elle en est révoltée ; on la bouscule et il ne passe pas de nuit sans que son lit ne soit remué et bouleversé. Du côté de la sensibilité générale, nous retrouvons également des hallucinations ; on lui envoie des décharges électriques et elle a des sensations de chaleur, de piqûres. Enfin surtout viennent les hallucinations auditives qui occupent encore ,chez la malade, la première place. Quel que soit le lieu où elle se trouve, la malade entend des voix, celles de son mari et des autres personnes ; elles sont presque continuelles ; elles viennent de n'importe quel endroit, de dessous terre, des murs, du plafond ; elle les entend par les deux oreilles et elles lui font part de toutes sortes de projets.

Les hallucinations ont parfois un caractère pénible, nous avons d'ailleurs déjà dit qu'on l'insultait ; tantôt, au contraire, on la défend.

La conscience n'est pas du tout obnubilée ; la femme D... sait qu'elle est malade et que c'est pour cela qu'on l'a amenée ici ; elle déclare ne pas trop savoir ce que signifient les voix qu'elle entend et nous dit qu'elle n'y comprend pas grand'chose.

De constitution robuste, cette malade laisse deviner, par son aspect extérieur, qu'elle a des organes sains ; en effet, nous faisant un devoir de faire un examen somatique complet, nous avons consigné ce qui suit :

Appareil circulatoire. — Pointe bat dans le cinquième espace ; premier bruit normal ; rien aux autres orifices : pouls régulier, pas de palpitations.

Appareil digestif. — Denture assez mauvaise, voûte palatine assez profonde, langue bonne, estomac pas dilaté, pas de constipation.

Appareil urinaire. — Rien à signaler, urine claire, réaction acide, ni sucre ni albumine, 2 litres en 24 heures.

Organes des sens. — Vision bonne, pas de ptosis, léger
strabisme divergent, réflexes pupillaires à la lumière et à
l'accommodation normaux ; oreilles bien conformées ; lo-
bule adhérent ; nez de conformation normale, pas d'anos-
mie ; sensibilité tactile et stéréo-gnostique conservée.

Motilité. — Pas de tremblement des doigts, des mains,
ni de la langue ; pas de paralysie, pas de convulsions,
pas de troubles de la marche ni de la station debout.

Appareil génital. — Règles encore conservées, norma-
les, mais déterminant de violentes migraines.

Sensibilité subjective. — Sensibilités tactile, doulou-
reuse, thermique, musculaire, osseuse conservées.

Réflexes patellaires égaux et normaux, pas de trépida-
tion épileptoïde du pied, pas de Babinsky.

Enfin je terminerai cette observation en insistant d'une
façon toute particulière sur ce fait que la malade ne présente pas de symptômes de démence.

La malade n'est certes pas très âgée, puisqu'elle est née
en 1865, mais le début de sa maladie remonte cependant à
une quinzaine d'années au moins ; la malade est toujours
comme au jour de son entrée dans l'établissement ; elle est
très propre, très alerte, très soignée ; ses vêtements sont
parfaitement en ordre et elle ne présente aucune trace
d'affaiblissement intellectuel ; elle ne monologue pas et jamais on n'a remarqué chez elle de stéréotypie, de costu-
mes bizarres, d'attitudes, de gestes, de paroles, de langage particuliers ; ne présente aucun néologisme.

Les sentiments affectifs sont très bien conservés, elle
nous parle avec respect de ses parents, de sa famille et
regrette de ne pouvoir voir son mari plus souvent ; elle
ne lui en veut pas trop et fait tous ses efforts pour lui
faire changer d'idées ; elle se souvient du nom des différentes personnes employées dans l'établissement, précise
certaines dates, ne se trompe pas dans les petits calculs
que nous lui faisons faire et, somme toute, fait preuve
d'une grande activité intellectuelle.

En somme, c'est une malade internée seulement, il est
vrai, depuis dix ans dans l'établissement, mais qui entend
des « voix » depuis plus de quinze ans. On ne constate
pas, chez elle, d'idées délirantes systématisées et elle ne
présente pas d'affaiblissement intellectuel, pourtant si fréquent chez les aliénés chroniques,

Notre malade est un homme de 62 ans; comme
on le verra, il a eu quelques habitudes d'intempérance anciennes et ce fait, joint à l'aspect des
troubles délirants qui motivaient son internement, fit porter tout d'abord le diagnostic de délire alcoolique que l'évolution de la maladie ne
tarda pas à faire réformer.

OBSERVATION IX (Personnelle)

S... (Charles), né le 8 juillet 1848, entre à l'Asile à
l'âge de 27 ans, le 5 août 1875; s'est marié à 23 ans, a eu
un enfant, lequel vit et est en bonne santé; a fait son service militaire.

Nous n'avons aucun antécédent héréditaire à signaler.
Comme antécédents personnels, nous n'avons à noter que
des habitudes d'intempérance. Il n'a jamais commis
d'excès alcooliques considérables, il n'a jamais eu d'accès
de *delirium tremens*, mais la quantité de vin et d'alcool
qu'il prenait journellement était assez notable; il eut quelques troubles gastriques assez graves et, de lui-même, il
se mit à la diète pendant quelques mois, mais, sitôt rétabli,
il se remit à boire et ces nouveaux excès paraissent avoir
joué un rôle assez important dans l'apparition des premiers troubles mentaux, car le malade est bientôt arrêté

pour coups et blessures (après une partie de cartes avec
des amis). Condamné à trois mois de prison, il ne revint,
dit-il, jamais ni de la peine, ni de la frayeur occasionnés
par cette accusation et il pense que c'est là que doit être
recherché l'origine du mal. Il se considère, dès lors,
comme indigne de vivre avec sa femme ; l'idée de suicide
le poursuit et, peu après, il se porte un coup de rasoir à
la gorge ; il se fait une entaille de 6 à 7 centimètres de
longueur, ne veut rien manger, ne dort plus et se déses-
père des différentes malformations de son enfant, dont il
s'imagine être la cause (cet enfant est de sexe masculin et
il croit que ses organes génitaux sont ceux d'une fillette).

Le malade commence à devenir inquiet ; il a quelques
interprétations délirantes ; ses amis changent d'attitude
vis-à-vis de lui ; il accuse les gens d'essayer de l'empoisonner ; le médecin traitant lui prescrit divers remèdes ;
les phénomènes hallucinatoires ne tardent pas à apparaître
et des voix l'insultent, le traitent de « cochon, sale canaille » ; elles le poursuivent partout, dans la rue comme
chez lui ; il fait une fugue, mais les voix continuent à
s'entretenir avec lui ; on lui dit qu'il est un imbécile, qu'il
ne sait rien faire ; il entend, à l'égard de sa femme et de
son enfant des grossièretés ; on lui fait sentir des odeurs
de phosphore et d'acide prussique et il croit qu'on a mis
aussi de ces substances dans ses aliments, car il ne peut
plus les avaler.

A cette époque (août 1875), on constate, à son entrée à
l'Asile, une dépression mentale notable, un certain degré
d'alcoolisme, des troubles sensoriels, plus particulière-
ment des hallucinations de l'ouïe, le malade répond péni-
blement à certaines questions ; il ne dort pas et il est très
préoccupé par les voix qu'il entend.

Plus tard, les notes médicales le signalent encore comme
très halluciné ; toujours sous l'impulsion de ces voix, il a
des alternatives de calme et d'agitation qui le rendent dan-

gereux, il a conservé toute son activité intellectuelle, il n'a aucune idée délirante systématisée.

En 1897, impulsions dangereuses, tentatives de suicide ; il entend des ennemis qui essayent de l'empoisonner.

En 1898, pas d'amélioration ; très halluciné, menace de se venger.

En 1899, est toujours noté comme ayant conservé toute sa lucidité, difficile à maintenir, veut se venger des insultes qu'il entend.

D'année en année nous avons pu suivre ainsi, grâce aux notes médicales, le malade jusqu'à maintenant ; nous nous contenterons d'en faire un résumé fidèle : « Hallucinations auditives, de la sensibilité générale, de l'odorat ; on l'empoisonne avec de l'acide phosphorique ; on lui cause du dehors de sa chambre d'isolement, il est parfaitement sûr de ce qu'il avance. On lui dit qu'il est une victime, on lui déclare qu'il est fou ; il passe ses journées à écouter ses voix ; il s'inquiète de toutes ces menaces et se demande pourquoi il est ainsi poursuivi. Il proteste contre son internement et a des périodes d'excitation assez fortes ; on lui énumère les différents supplices qu'il doit subir, mais sa conscience reste intacte ; quelques idées vagues de persécution, mais, ainsi que nous le verrons, ce délire ne s'est nullement systématisé et il n'y en a plus trace aujourd'hui. »

Actuellement, le malade a toujours des réactions assez vives, on lui commande de faire du bruit pendant la nuit, on lui conseille de s'évader et il nous affirme que ce sont bien des voix comme la nôtre qu'il entend. « Elles m'entreprennent surtout la nuit, je leur réponds très souvent ; pendant le jour elles ne me laissent pas tranquille et elles me tiennent toujours compagnie.

Il manifeste encore des craintes d'empoisonnement, ses aliments ont bien souvent mauvais goût et toutes ces « odeurs d'acide prussique et de phosphore, nous dit il, ne les comptez-vous pour rien ? » D'autre part, S... se plaint des troubles de la sensibilité générale ; il reçoit des secousses dans les bras, dans les jambes ; il accuse les fils électriques d'être peut-être la cause de tout cela, mais il n'en est pas sûr ; on le brûle et ça lui donne des crampes dans les mollets ; il sent des points électriques qui lui tordent le corps.

Il nous dit ensuite avoir vu deux ou trois fois des femmes rentrer dans sa cellule ; « il y en avait de toutes les catégories, les unes étaient jolies et les autres très laides ». Enfin le malade perçoit quelques étincelles, des scintillements, mais jamais il n'a présenté autre chose que des hallucinations visuelles élémentaires.

Le malade est très robuste, bien musclé ; ancien maréchal-ferrant, il a encore une grande vigueur physique. L'examen des poumons permet de constater qu'il n'y a aucune lésion suspecte.

Le foie non seulement n'est pas volumineux, mais ne déborde même pas les fausses côtes ; il n'est pas douloureux, pas de constipation, appétit excellent. Les urines sont claires, sans sucre ni albumine. Rien à signaler du côté de la sensibilité ni de la motilité ; les réflexes tendineux et oculaires sont normaux.

S... ne présente pas de phénomènes catatoniques ni de gestes stéréotypés. Par sa conversation et par la conservation intacte de la mémoire, ce malade ne peut être considéré comme affaibli ; il n'a pas non plus d'idées délirantes systématisées et la multiplicité de ses hallucinations l'a fait ranger dans la catégorie de malades sur laquelle nous attirons l'attention.

Nous pouvons essayer d'aborder maintenant « le travail de synthèse », cherchons à dégager des observations, les principaux faits qui peuvent nous permettre de constituer cette entité clinique, la psychose hallucinatoire chronique.

Le début de la psychose hallucinatoire chronique est assez variable ; mais jamais nous n'y retrouvons cet état de confusion qui nous aurait fait classer ces malades dans la confusion mentale hallucinatoire ; tous se souviennent du début de leur maladie et nous ne retrouvons chez eux qu'une phase prodromique caractérisée ou par quelques hallucinations élémentaires ou par une série d'interprétations délirantes.

C'est ainsi que dans l'observation II, M. Magnan nous dit que « quinze jours avant son entrée le malade s'est imaginé qu'une femme avait été assassinée dans la maison de son maitre ; il croit que sa maitresse a été raconter partout cet assassinat et que tout le monde le soupçonne ; nous mêmes, dans l'observation VII, nous relevons « que le malade, jusque-là bien portant, présente des modifications de caractère, il est devenu timide, soupçonneux, il a des discussions avec des camarades, les grandes personnes le montrent du doigt, les gens se cachent derrière les arbres pour le surveiller et leurs regards semblent animés de mauvaises intentions.

Dans l'observation IX, le malade croit être la cause d'une malformation de son enfant, ses amis changent d'attitude vis-à-vis de lui.

Mais si, les interprétations fausses semblent avoir été les premiers simptômes constatés dans

quelques cas, nous retrouvons aussi dès le début,
des phénomènes hallucinatoires élémentaires,
« Ce sont tout d'abord des hallucinations auditives élémentaires, bruits de sifflets, de fifre, de
musique (obs. III), la malade entend des bruits divers qu'elle ne peut définir (obs. VIII). Ces états
prodromiques touchent le malade en pleine santé,
alors que rien ne faisait prévoir une telle éven-
tualité. L'un se rendait à son travail lorsqu'il entend une voix l'interpeller, l'autre revenait de
faire un voyage pour une maison de commerce ;
chez aucun la durée de ce début n'est longue, la
période d'état se constitue rapidement dans toute
sa force,

Que la phase prodromique ait été caractérisée
par des interprétations ou des hallucinations élémentaires, l'apparition rapide de troubles sensoriels dans une conscience intacte constitue la période d'état. Les hallucinations élémentaires que
nous faisons rentrer peut-être un peu à tort dans
la phase du début, ne tardent pas à céder la place
à des hallucinations beaucoup plus précises, sur
lesquelles, d'ailleurs, les malades nous renseignent,
Après avoir entendu des sifflets (obs. III), le malade entend une voix « travaillée » qui le tracasse
depuis longtemps ; un autre entend dire qu'il est
un grand personnage ; un autre nous explique
que des voix lui disent de rentrer dans la police,
qu'il était appelé à jouer un grand rôle.

Ce sont donc les hallucinations auditives diffé-

renciées, verbales, qui semblent être les plus fréquentes et aussi peut-être de beaucoup les plus
compliquées ; nos malades, en effet, entendent
plusieurs voix différentes ; ils distinguent les voix
de leurs interlocuteurs invisibles et leur répon-
dent. Ils entendent quelquefois deux voix dont
l'une conseille le bien et l'autre le mal ; ils ont des
sortes d'apartés qui les plongent dans des rêves
et pendant la durée de leurs hallucinations, ils ont
comme une exaltation de l'intelligence et de la
mémoire. Quant à la nature et l'intensité des
bruits qu'ils entendent, nous avons vu qu'ils entendent d'abord de simples bruits (détonations
d'armes à feu, roulements de tonnerre, mugisse-
ments, puis ce sont des voix fortes et sonores, d'intensité et de timbre différents ; ou encore des chuchotements et des murmures.

La direction dans laquelle les voix leur arrivent,
l'éloignement plus ou moins grand, sont encore
autant de points qui varient avec les différents
malades ; pour les uns, les voix semblent sortir
du mur ; pour d'autres, elles viennent de Paris.

Nous pensons donc que les hallucinations de
l'ouïe sont de beaucoup les plus fréquentes, puisqu'il n'est pas un des cas observés, où l'hallucination auditive ne soit le phénomène hallucinatoire le plus frappant. Mais la sphère auditive n'est pas seule intéressée et chez presque
tous nos malades nous retrouvons des hallucinations du goût, de l'odorat, de la sensibilité géné-

rale et même des hallucinations de la vue et psycho-motrices.

Il est quelquefois difficile de distinguer les hallucinations de l'odorat, du goût et du toucher, des illusions des mêmes sens ; certes elles sont loin d'avoir la fréquence et la netteté des hallucinations de l'ouïe ; mais il est peu de nos malades qui ne se plaignent, qu'on ne mêle à leur aliments du vitriol, du mercure, des cantharides, du plâtre, des humeurs ; on les entend répéter que ce qu'ils mangent a un goût de pharmacie ; on les poursuit avec des odeurs fétides, repoussantes, ce sont des odeurs de soufre, de brûlé, d'ammoniaque ; un malade trouve des odeurs de caractère agréable. Il en est peu également qui n'éprouve des sensations, de fourmillements, de pincements, d'arrachements, de brûlures ; le plus souvent ces phénomènes hallucinatoires sont de nature désagréable et le malade essaye de s'en défendre.

Ne retrouvons-nous pas aussi chez un certain nombre, malgré un examen minutieux des organes thoraciques et abdominaux, des hallucinations de la sensibilité générale ou anesthésiques. Ces différentes sensations imaginaires sont : les unes fixes, les autres mobiles ; mais certaines méritent une mention spéciale, ce sont les hallucinations génitales. On sait que les hallucinations génitales sont très fréquentes dans la folie et qu'elles peuvent aller depuis l'impression la plus vague jusqu'aux sensations du coït le plus complet ; ici, comme dans presque toutes les psychoses, nous entendons nos malades accuser des personnes de leur entourage ou même éloignées, de se livrer sur eux à toutes sortes d'actes érotiques et ils croient avoir à se défendre contre les manœuvres indis- crètes qu'on exerce sur eux par des moyens le plus souvent cachés.

Les hallucinations visuelles et psycho-motrices nous ont paru plus rares que les précédentes. Cer- tes, dans certaines maladies mentales, ces troubles sensoriels sont fréquents et peuvent même être placés en tête des phénomènes hallucinatoires; mais dans les psychoses hallucinatoires chro- niques, ils nous ont paru devoir passer en seconde ligne et c'est pourquoi nous les avons placés les derniers.

Parfois confuses, peu distinctes, les images hallucinatoires visuelles ont acquis dans d'autres cas une assez grande netteté. Une de nos malades ne nous dit-elle pas, qu'elle voit comme des traits noirs passer devant ses yeux ; tandis qu'une autre voit souvent trois personnes d'un côté et trois de l'autre ; celles de droite disent le contraire de celles de gauche ; un autre malade voit des bras coupés, des têtes fendues, un feu violet qui lui est rentré dans le nombril. Mais ces hallucinations visuelles sont encore assez fréquentes pour pou- voir être signalées, elles se présentent avec une intensité moindre et seulement comme des hallu- cinations élémentaires ou différenciées. Nos mala-

des ont, en effet, des visions de lueurs, de flammes,
d'étincelles, de globes lumineux ou encore des
spectres de femmes et dans un seul cas nous retrouvons des hallucinations verbales visuelles
(obs. IV), le malade voyait une main écrire sur le
mur le mot m...., soit en rouge, soit en bleu ou
bien tracer des opérations arithmétiques.

Chez tous les malades examinés et qui ont des
voix, tous ne les perçoivent pas de la même façon,
ou plus exactement, à côté de leurs voix auditives
sonores et perçues par l'oreille, ils en ont d'autres, qui sont dépourvues de son ; ce sont des voix
intérieures. Chez l'un de nos malades, nous avons
remarqué à certains instants, qu'il n'avait plus
l'air d'une personne qui écoute ; il semblait parler
tout seul sa pensée ; il se plaignait que sa pensée
se formulait et lui échappait de la bouche avant
même qu'il eut le temps de le prononcer volontairement.

Un autre malade nous dit textuellement qu'il
entend des voix qui viennent du dehors et d'autres qui viennent du dedans ; c'est comme un
tuyau que j'ai dans le gosier et qui parle ; c'est
comme un tramway que j'ai dans la gorge ou la
tête et qui fait « coin-coin » ; cela me sort du nez
comme un souffle ; souvent quand je parle, ce n'est
pas moi, mais on me fait remuer la langue ; c'est
comme un tonnerre qui me sort du ventre et qui
me fait dire toutes sortes d'horreurs. Nous avons
évidemment là, des hallucinations verbales motri-

ces, variables en intensité et en complexité, puisque le malade a tantôt la sensation de mots prononcés et tantôt est obligé d'articuler ces mêmes mots.

Nous venons d'étudier les phénomènes hallucinatoires, présentés par nos malades, à l'état de simplicité pour ainsi dire parfaite; nous avons essayé de montrer que les hallucinations pouvaient intéresser tous les sens et nous les avons détaillées; poussons plus avant notre synthèse et nous verrons que ces cas sont pour quelques-uns, plus complexes qu'ils ne le paraissent, puisque nous y relevons des co-existences, des associations et même des combinaisons hallucinatoires.

C'est ainsi que dans plusieurs observations, le malade a des hallucinations de l'ouïe « on lui faisait entendre des mots désagréables » et des hallucinations du goût, mais il n'y a entre elles aucun rapport immédiat; elles ne sont même pas reliées par un thème délirant, donc co-existence seule d'hallucinations.

Nous retrouvons aussi des associations entre hallucinations verbales; les voix tiennent de véritables conservations; tantôt ces voix sont dialoguées, s'opposant pour ainsi dire l'une à l'autre, tantôt elles paraissent être de même avis.

Un autre malade (obs. VI) nous dit qu'il a vu des figures et que de leurs bouches, il en sortait des paroles; n'est-ce pas là une association connue et verbale associée?...

Enfin, dans des cas plus compliqués, nous rappellerons que les malades présentent non plus des associations entre hallucinations, mais de véritables combinaisons hallucinatoires.

Plusieurs de nos malades trouvent à leurs aliments un goût et une odeur particulières (combinaison entre hallucinations connues), et l'un d'entre eux a des hallucinations verbales motrices avec mouvements d'articulations très nets, répétant sa pensée (combinaisons des hallucinations auditives-verbales et motrices verbales).

Les phénomènes hallucinatoires présentés par nos malades sont donc non seulement nombreux, puisque nous y trouvons des hallucinations auditives, visuelles, gustatives, du toucher, de la sensibilité générale, de l'odorat, et même des hallucinations psycho-motrices, mais encore très complexes, puisqu'il nous a été possible de montrer qu'à côté de leur co-existence et de leur association, il y avait encore des combinaisons relatives aux mêmes objets, ou aux mêmes paroles, entre les différents centres du langage auditif et moteur d'articulation. Enfin, dans tous les cas présentés, les malades reconnaissent à leurs hallucinations, une cause extérieure, mais elles diffèrent cependant des hallucinations conscientes puisque nos malades n'en sentent pas le caractère subjectif. Un seul (obs. VII) accepte volontiers l'hypothèse que les voix qu'il entend sont le résultat de phénomènes morbides.

Ici s'arrêtent tous les symptômes positifs, caractéristiques de la psychose hallucinatoire chronique et en apparence tout au moins, il semble con-
tradictoire que des phénomènes hallucinatoires
aussi prononcés et aussi intenses n'entraînent pas
inévitablement des troubles délirants manifestes
et une déchéance de l'activité mentale. L'extrava-
gance de certaines hallucinations laisse supposer
qu'on doit retrouver chez ces malades l'existence
d'un affaiblissement intellectuel; bien au contraire, l'impression que l'on peut avoir sur leur
état intellectuel et délirant, s'efface dès que l'on
abandonne le terrain des hallucinations. Nous
allons donc nous trouver en présence d'individus, qui, les hallucinations mises à part, présentent une intelligence parfois vive et le même
sujet qui se montrait si manifestement aliéné
tout à l'heure nous apparaît maintenant lucide
et raisonnable. Le défaut ou la pénurie d'interprétations délirantes, l'absence de troubles
graves de la vie intellectuelle ou de la vie effec-
tive, le manque de gestes stéréotypés, d'attitudes
catatoniques constituent les caractères importants
et les symptômes négatifs de la psychose hallucinatoire chronique.

Abordons l'étude du premier de ces points;
mais avant d'émettre notre modeste avis, qu'il nous
soit permis de faire observer que lorsque M. Séglas a présenté à la société médico-psychique, ses
deux cas de psychose hallucinatoire chronique, il a

5

précisément fait remarquer « qu'au point de vue psychologique, l'hallucination en elle-même peut-être considérée comme un véritable délire. Cependant dans le langage courant les deux termes, hallucination et délire, s'appliquent à des symptômes cliniques différents, le second désignant plus spécialement les idées délirantes. » Nous ne pouvons que nous rallier à cette opinion qui nous met à l'abri d'une objection qu'on pourrait nous faire, à savoir que le fait d'exposer des hallucinations comme une réalité objective est déjà un délire. Les malades dont il s'agit, en effet, se bornent à enregistrer leurs hallucinations, à les décrire telles qu'ils les éprouvent; malgré leur influence et leur force, les idées délirantes ne se précisent pas, ne se formulent pas, ne se systématisent pas.

Nos malades nous racontent les injures grossières, les monologues, les dialogues, les conversations qu'ils entendent; ils se plaignent qu'on les frappe, qu'on les pince, qu'on les pique, qu'on les magnétise, qu'on leur envoie des odeurs désagréables, nauséabondes, qu'on les viole, etc.; ils ont bien, suivant leurs hallucinations, des idées de richesse, de grandeur, d'empoisonnement, de persécution, mais est-il une de nos observations où sous leur influence nos malades les fassent intervenir « comme point de départ ou comme preuve, dans l'édification d'un système plus ou moins cohérent de conceptions délirantes. »

Les persécutés hallucinés, avec des troubles
sensoriels aussi intenses, seraient arrivés rapidement à une systématisation précise, nous nous
réservons, d'ailleurs, de montrer la différence qui
existe entre ces deux catégories de malades au
chapitre diagnostic.

Malgré la répétition, la fréquence de leurs hallucinations, les facultés intellectuelles de nos malades n'ont nullement baissé; tous sont d'un âge
assez avancé, tous ont été observés pendant longtemps (15-20 ans) et aucun ne présente de troubles de la vie intellectuelle ou de la vie affective.

Ils n'ont pas de confusion dans les idées, pas de
troubles de la conscience, pas d'altération des facultés syllogistiques; ils apprécient à leur juste
valeur les faits actuels, ils ont encore des notions
de leurs connaissances antérieures, tous ont été
poussés sur le calcul, la géographie, l'histoire, etc.,
et tous nous ont répondu fort bien, nous donnant
une preuve immédiate de la fidélité de leur mémoire. Leur jugement, leurs appréciations sont
sensés et justes et leur capacité professionnelle
demeure entière pour plusieurs d'entre eux. Nous
avons relevé dans les observations que plusieurs
étaient occupés dans les bureaux et y faisaient
fonctions d'employés zélés, dévoués, toujours prêts
à rendre service et au courant de tout,

« Sans doute, ces malades subiront comme
tous les hommes, les effets naturels du progrès de
l'âge, qui diminue dans une certaine mesure l'ac-

tivité de toutes les fonctions physiques et intellectuelles », mais il est un point sur lequel nous sommes en droit d'être affirmatifs, c'est que malgré leurs hallucinations multiples, ils sont loin d'avoir atteint la déchéance intellectuelle propre aux autres aliénés arrivés à l'état chronique.

Les sentiments affectifs ne sont nullement amoindris, l'un de nos malades cherche même à économiser les quelques sous de son pécule pour venir en aide à sa femme ; une malade réclame constamment son mari et lui pardonne toutes les misères qu'il lui a faites et qu'il lui fait encore, d'autres nous parlent d'un ton ému de leur famille.

Nous avons déjà noté et cherché à mettre en évidence, dans nos observations, que les malades atteints de psychose hallucinatoire chronique n'avaient ni troubles physiques, ni attitudes, ni gestes bizarres et stéréotypés. Nous ne retrouvons pas chez eux la démarche affectée, artificielle, maniérée, la cyanose, l'œdème, le dermographisme, les troubles de la sensibilité qui sont des caractères essentiels de la démence précoce.

Selon la forme et l'intensité des hallucinations, le malade peut se présenter à nous sous des aspects différents, les réactions sont loin d'être toujours violentes, aussi existe-t-il de fréquentes irrégularités de caractères chez nos malades, tantôt, en effet, ils peuvent avoir de véritables rémissions au cours desquelles ils travaillent régulièrement et où, même, ils sont assez calmes pour que plusieurs

congés d'essai ayant bien réussi, ils soient rendus
à la famille qui les réclamait (obs. III), tantôt, au
contraire, sous l'influence de paroxysmes hallucinatoires on voit apparaître des symptômes
d'excitation violente qui impriment au malade
une physionomie particulière ; si leurs voix les
menacent, ils deviennent menaçants et même
dangereux pour leur entourage ; ils s'entendent
damnés, ils présentent de véritables crises de ter-
reur avec angoisse, tremblements et sueurs pro-
fuses ; ont-ils, au contraire, des hallucinations
intenses de la sensibilité générale, ils se croient
électrisés, paralysés et réagissent différemment ;
de même, sous l'influence des hallucinations du
goût, ils se croient empoisonnés et refusent momentanément toute nourriture. Ainsi donc, nous
observons chez nos malades, non seulement des
variations dans l'intensité de la maladie, des
alternatives de calme relatif et d'excitation, mais
encore des variations dans la forme, suivant que
le caprice des hallucinations pousse ! ajet à
avoir des idées ambitieuses, mystiques, hypocondriaques, de jalousie ou de persécution.

Terminons ce chapitre de symptomatologie en
faisant remarquer que peut-être la psychose hallucinatoire chronique n'est pas aussi rare qu'on
veut bien le dire, puisque nous retrouvons quelques cas dans la bibliographie et que, pour notre
part, nous en avons relevé cinq sur neuf cents
malades ; d'après nos observations, les hommes

sembleraient plus souvent atteints et l'âge où débute cette psychose montre qu'elle n'est pas une maladie de la puberté, puisqu'elle se manifeste, de préférence, vers l'âge adulte.

Enfin, si nos malades nous disent qu'ils ne savent ni pourquoi ni comment ils entendent des voix, s'ils ne savent pas qui les persécute, nous croyons inutile de démontrer qu'il ne s'agit là que de « modifications légères n'entraînant que bien faiblement le processus idéatif et le pouvoir de synthèse ».

CHAPITRE III

Pathogénie et Étiologie.

Une étude portant sur une entité clinique où les hallucinations sont le phénomène important, capital, le seul qu'il soit, pour ainsi dire, possible de constater, où les hallucinations prévalent sur les autres symptômes, où il n'existe pas de délire vrai ; ou bien, lorsque le délire existe, il est provoqué et soutenu par des hallucinations, une telle étude ne pourrait être complète, si nous n'avions essayé d'exposer les diverses théories expliquant le mécanisme de l'hallucination et si nous n'avions fait un effort pour montrer que la théorie qui rapporte « l'hallucination à un trouble des centres corticaux est celle qui cadre le mieux avec les données de la pathologie cérébrale, puisqu'elle permet d'aborder des questions et d'analyser méthodiquement des formes, que les autres théories sont impuissantes à expliquer ».

On ne s'étonnera pas si nous disons que les théories de l'hallucination sont considérables ; chaque observateur, dit Ball, a créé pour ainsi dire un mécanisme particulier pour rendre compte des faits et l'on pourrait compter, à cet égard, autant de doctrines que d'individus.

Quelles sont donc les différentes théories soutenues pour expliquer les fausses perceptions sensorielles ?...

Une des plus anciennes, l'école théologique, rattachait à l'intervention divine ou satanique les phénomènes hallucinatoires.

Non moins ancienne presque, est la théorie de de l'école métaphysique, émise par Descartes et Malebranche, qui donnait pour cause le mouvement désordonné des esprits animaux. Pour ces deux écoles l'hallucination est un phénomène qui vient du dehors.

En 1829, Foville proposait déjà une théorie qui était comme le germe de la théorie mixte de Baillarger, puisqu'il écrivait : « Pour moi, les hallucinations sont liées à la lésion des parties nerveuses intermédiaires aux organes des sens et aux centres de projection, ou à l'altération des parties cérébrales auxquelles aboutissent les nerfs de sensations ».

Avec Esquirol, Lelut, Falret, B. de Boismont, Delasiauve, Parchappe, Griesenger, nous entrons dans la doctrine scientifique; c'est la théorie psychique. L'hallucination est un phénomène purement psychologique, ou si l'on veut purement cérébral; c'est suivant l'expression de Lelut, une idée qui se projette au dehors, c'est le renversement de l'acte psychologique par lequel les sensations se transforment en idée; avec cette théorie, c'est, au contraire, l'idée qui se transforme en sensation. L'hallucination s'accomplit en dehors des sens; c'est au fait, de l'idéation.

Mais en présence de certains faits, il fut impossible de soutenir cette opinion dans son entier et certaines observations demontrèrent l'intervention d'un élément matériel dans la production du phénomène; c'est ainsi que certaines ulcérations de la cornée déterminent des hallucinations persistantes; Michéa signale des hallucinations unilatérales; Pick, des hallucinations hémiopiques, et certains auteurs se demandent comment on peut concevoir une idée qui se projette au dehors pour ne montrer au malade que la moitié d'un objet. Dès lors la théorie psychique est insoutenable, et Plater, Sauvages, Darwin, Paizol, expliquent le mécanisme de l'hallucination par la théorie de mécanisme de l'hallucination par la théorie de l'origine périphérique ou sensorielle; théorie d'après laquelle il existe incontestablement un élément physique dans les hallucinations; en d'autres termes, que celles ci reconnaissent comme cause première l'excitation des expansions terminales des nerfs sensoriels.

Entre ces deux théories principales, il convient

de placer la théorie mixte de Baillarger, qui considère l'hallucination comme un phénomène toujours pathologique, lorsque sont réalisées les trois conditions suivantes :

1° L'exercice involontaire de la mémoire et de l'imagination ;

2° La suspension des impressions externes ;

3° L'excitation des appareils sensoriels ;

Cette théorie présente toutefois de nombreuses différences suivant les auteurs, c'est ainsi que Cullen, Fodoré, Calmeil, Michéa, admettent l'existence d'hallucinations d'origine périphérique et d'hallucinations d'origine intellectuelle. Marie, Malet, Ball, Descomtes, Dagonet regardent comme nécessaire la double intervention de l'intelligence et des appareils sensoriels.

Avec Baillarger, la théorie psycho-sensorielle prend toute sa force et le mécanisme intime de l'hallucination peut être expliqué quand les trois conditions ci-dessus énoncées existent. En effet, l'état intermédiaire à la veille et au sommeil, l'état de rêve, l'état de mélancolie avec stupeur qui sont des états caractérisés par l'exercice involontaires de la mémoire et de l'imagination et par la suspension des impressions externes, s'accompagnent le plus souvent d'hallucinations psycho-sensorielles ; en outre, l'exercice de l'attention et les impressions externes sont des obstacles à la production des hallucinations et les suspendent quand elles existent. Baillarger cite à ce sujet l'observation de Nicolaï, chez qui les hallucinations apparaissent quand ce malade n'y pensait pas et qui disparaissaient, au contraire, lorsqu'il fixait son attention.

L'auteur recherche si l'hallucination se produit de dehors en dedans, ou du dedans en dehors et si le point de départ de ce phénomène est dans les appareils des sens ou dans l'intelligence. A l'état normal, dit-il, sous l'influence d'une excitation externe, une impression est reçue par l'organe sensoriel. Cette impression est transmise, puis elle est perçue dans le cerveau. Dans l'hallucination, les choses se passeraient tout à fait de la même manière; il y aurait aussi impression, transmission par le nerf conducteur, puis perception dans le cerveau. Telle est sa première hypothèse, c'est-à-dire celle qui fait intervenir les appareils sensoriels, mais cette conception ne le satisfait pas dans tous les cas, puisque dans les hallucinations psychiques, il n'y a aucun trouble sensoriel. Aussi admet-il une seconde hypothèse dans laquelle le point de départ des hallucinations est toujours dans l'intelligence. Mais comment et par quel bouleversement complet de l'ordre physiologique, des images changent-elles de nature et deviennent-elles de véritables sensations; c'est ce que Baillarger se demande sans en donner d'explication?...

En somme, il nous donne comme théorie de l'hallucination, la double intervention de l'intelligence et des phénomènes sensoriels.

D'après les théories physiologiques, il existe-
rait dans la masse encéphalique, des points où
aboutissent les nerfs sensoriels et c'est de ces
centres sensoriels que partiraient les hallucinations. Très scientifiques, ces théories ne réussis-
sent pas cependant à rallier tous les physiologis-
tes, puisque nous les voyons se séparer en deux
grands groupes suivant la place qu'ils attribuent
aux centres sensoriels.

Bergmann, Audiffrent, Hagen, Kelbaum, Hoffmann, Wirchow, Joly, Poincaré sont les chefs
d'une première école qui fait naître les hallucinations d'un trouble des couches optiques. Luys
localise le sensorium commun dans les ganglions
cérébraux. Ritti défend aussi cette opinion.

Schrœder, Van den Kolk, Krafft-Ebing, Kan-
dinley, Kock se séparent un peu des précédents;
ils attribuent aux centres infra-ganglionnaires le
rôle des fonctions sensorielles.

Despine, Meynert soutiennent que la perception
se fait dans les centres infra-corticaux; la couche
corticale élabore les phénomènes intellectuels,
mais elle rectifie, arrête les excitations subjecti-
ves venant des centres infra-corticaux. Si la couche corticale fonctionne seule, les excitations sub-
jectives deviennent objectives.

Toutes ces théories semblent n'avoir pas poussé
assez loin le mécanisme de la perception en se pla-
çant exclusivement au point de vue physiologique, puisqu'elles font jouer un rôle trop considé-

rable aux centres infra-corticaux, alors que ces
« centres ne sont que de simples stations ou relais
sur la voie des courants sensoriels. » Il fallait
chercher encore plus haut, les centres proprement dits de la perception.

Pour Tamburini, les « hallucinations seraient
aux centres sensoriels et à leurs lésions, ce que
l'épilepsie est aux centres moteurs; elles consti-
tueraient en une sorte d'épilepsie des centres sensoriels ». En d'autres termes, Tamburini admet
qu'il existe des points de l'écorce cérébrale qui
perçoivent les impressions reçues et qui, excités,
sont la cause fondamentale du phénomène hallucinatoire. La pathogénie serait donc un état irri-
tatif des centres psycho-sensoriels, et l'excitation
de ces centres sensoriels réveillerait des images
déposées dans le sub-conscient, d'autant plus fortes
que l'excitation aurait été plus intense.

Ainsi, pour la plupart des auteurs, toute hallucination réclame l'intervention des centres corticaux, mais M. Ballet, en particulier, se demande
si l'hallucination se trouve suffisamment expliquée
par un état d'irritation du centre sensoriel correspondant, et si la formule qui fait de l'hallucination une épilepsie des centres sensoriels, est bien
exacte ?...

« Est-il permis de comparer des mouvements
convulsifs comme ceux de l'épilepsie aux images
intelligentes des hallucinations ?... »

A l'appui de cette objection, M. Ballet dit qu'on ne

doit pas perdre de vue que « le centre auditif seul, par exemple, ne peut pas donner autre chose que des perceptions brutes ou des hallucinations élémentaires de sons avec leur timbre, leur hauteur, leur intensité. Mais, dès qu'il s'agit de l'hallucination différenciée, cela suppose l'association d'autres images nécessaires à la constitution de l'idée, de l'objet ainsi déterminé et, par suite, l'intervention non seulement du centre auditif, mais d'une série d'autres sens ». En outre, pour cet auteur, la pathogénie de l'hallucination ne peut pas et ne doit pas s'arrêter là, car il reste encore les facteurs psychologiques (attention, croyance, mémoire, association des idées).

« L'intervention du centre sensoriel cortical correspondant serait évidemment une condition pathogénique nécessaire de l'hallucination, mais elle n'est pas la condition nécessaire et suffisante. De plus, la formule faisant de l'hallucination une épilepsie de certains centres moteurs ne peut plus être admise en étudiant le mécanisme des hallucinations motrices. Ces hallucinations réclament, en effet, comme les autres, l'intervention de centres moteurs, mais cela ne suffit pas, et une irritation physique seule, pure et simple de ces centres ne pourrait expliquer la différence qui existe entre les décharges spasmodiques, convulsives, désordonnées de l'épilepsie et la représentation de mouvements déterminés, combinés, systématisés, ou de paroles articulées en rapport avec tel ou tel

délire constituant l'hallucination motrice, com-
mune ou verbale.

« L'hallucination sensorielle n'est pas plus une
simple épilepsie des centres sensoriels, que l'hallucination motrice n'est une épilepsie de centres
moteurs; et l'hallucination verbale motrice une
épilepsie du centre de Broca ».

Enfin Tanzi, dans son Traité de pathologie mentale, émet encore une théorie nouvelle de l'hallucination ; d'après lui, les hallucinations complexes,
c'est-à-dire les hallucinations vraies de nature
psychopathique et plus spécialement les hallucinations figurées de la vue et de l'ouïe, lorsqu'elles
affectent une forme définitive, et tout à fait sem-
blable à la réalité, prennent naissances comme les
représentations dans un centre ultra-visuel ou
ultra-auditif de l'écorce, lequel centre est unila-
téral. De là, elles réfluent en vertu d'un processus
pathologique dans les centres visuels ou auditifs,
où leurs éléments sont parvenus pour la première
fois à l'état de sensations et se sont agrégées. C'est
le fait du retour d'une station de passage où par-
viennent toutes les impressions du dehors qui fait
acquérir à certaines représentations les caractères de vérité, de précision, d'actualité, des perceptions véritables, et en fait des hallucinations.
Tanzi a eu pour but principal de donner à la pathogénie des hallucinations, une interprétation
anatomique.

En présence de toutes ces théories aussi nom-

breuses que séduisantes, il serait enfantin de notre
part d'essayer de trancher la question. Sans pous-
ser l'audace jusqu'à admettre comme le fait
M. Blondel, dans un article « Paranoïa et hallucinations » (Encéphale, séance du 21 avril 1910),
que certaines hallucinations sont une forme extrême de l'interprétation délirante, disons toutefois que lorsque Tamburini a considéré les hallucinations comme résultant du simple éréthisme
des centres sensoriels, il a peut-être émis une
théorie un peu simpliste, puisqu'elle ne permet
pas de donner une solution définitive à la question ; mais il est probable aussi que les desiderata
que présente cette théorie, ne sont que la limite
de nos connaissances sur l'anatomie et la physio-
logie des voies et centres sensoriels.

Avec le Dr Dide, nous faisions remarquer dans
une récente communication que l'étiologie invo-
quée par Farnarier, et retrouvée généralement
par les auteurs qui ont écrit sur la question, montre que la psychose hallucinatoire aiguë est la traduction d'un état méta ou para-toxi-infectieux ;
elle peut être considérée, si l'on veut, comme une
séquelle d'un état d'altération diffuse de la corti-
calité, comme une phase intermédiaire entre l'état
confusionnel du début et la guérison confirmée.
L'agent morbifique, au moment où il rétrocède,
abandonne d'abord son action sur les régions cérébrales où se passent les phénomènes élevés de
la conscience ; mais alors que la synthèse psycho-

logique est redevenue possible, les régions où
siègent les concepts primaires fournis par les
sens, sont encore le siège d'une activité automa-
tique anormale; c'est là une notion qui cadre
bien avec ce que nous savons en général de l'hallucination que l'on voit presque toujours être la
traduction de phénomènes de toxi-infections plus
ou moins aigûs. Les phénomènes hallucinatoires
seraient primitifs dans la confusion mentale, et
leurs liens pathogéniques avec la toxi-infection
est ici non douteuse. Elles peuvent être plus tar-
dives dans les folies à évolution chronique où un
état confusionnel précède la démence et dans ces
cas l'élément toxi-infectieux suit une marche pa-
rallèlement progressive.

Nous ne nierons pas la possibilité d'un passage
à l'état chronique d'une psychose hallucinatoire
aiguë, mais certainement ce ne doit pas être le cas
le plus fréquent; en effet, dans aucun des cas dont
nous avons lu la description, ou dont nous avons
donné l'observation, nous n'avons noté le début
confusionel qui, à cet égard, emporterait la certi-
tude. Au contraire, le début a souvent été carac-
térisé par une phase d'invasion pré-hallucinatoire
et le début de la psychose confirmée ne s'est
jamais accompagnée de désorientation psychique;
ce qui est frappant dans ces cas c'est l'absence
d'évolution de l'affection. L'état hallucinatoire est
sujet à des paroxysmes, mais la symptomatologie
du début conserve une fixité remarquable; cette

fixité est due à l'absence de toute interprétation
au sujet des hallucinations simplement enregis-
trées par le malade. Il n'existe à aucun moment
de troubles de ce qu'on peut appeler avec Paulan
et Janet « l'activité systématique », Les associations d'idées, d'ordre complexe, ne sont point
troublées par ces phénomènes qui demeurent des
parasites de la conscience. C'est à cette intégrité
durable de l'activité supérieure que l'on doit l'absence d'évolution. La tendance aux interprétations
délirantes est si fréquentes chez les aliénés qu'on
doit s'étonner de ne la point trouver chez les malades que nous observons ; cette intégrité de l'activité psychique supérieure et même de tous les
phénomènes d'associations automatiques, nous
fournit l'explication de ce manque d'évolution.
Nous avons une explication de cette résistance
par la validité cérébrale, constatée dans presque
tous les cas ; les antécédents vésaniques sont nuls
et cet état hallucinatoire est la première manifestation anormale de l'évolution tant ontogénique
que philogénique.

L'atteinte parcellaire et élective des centres
psycho-sensoriels par un élément toxi-infectieux
semble tout à fait improbable et l'explication pathogénique est au moins obscure ; et, pour notre
part, il nous est encore impossible de déterminer
d'une façon irréfutable le mécanisme et surtout la
pathogénie de l'affection mentale sur laquelle nous
attirons aujourd'hui l'attention.

CHAPITRE IV

Diagnostic.

———

Avec sa symptomatologie spéciale, son évolution lente, mais n'aboutissant pas à la démence, son manque de systématisation, malgré un état hallucinatoire intense, la psychose hallucinatoire chronique semble devoir être une entité clinique bien à part, une affection ayant droit de cité dans la nosologie mentale et cependant, malgré ses caractères spéciaux, malgré la proportion assez élevée, il semble que cette psychose soit restée méconnue ou alors qu'elle n'ait été entrevue par les auteurs que comme un syndrome faisant partie d'autres affections mentales. Nous croyons cependant que le diagnostic, qui présente certainement des difficultés très variables selon les cas, peut s'imposer lorsque le malade présente un état hallucinatoire très net et lorsqu'on ne peut retrou-

ver ni systématisation, ni affaiblissement intellectuel.

Passons en revue les affections mentales dans
la symptomatologie desquelles un ou plusieurs
traits rappellent le tableau de la psychose hallucinatoire chronique. Nous insisterons plus particuliè-
rement sur les formes où les hallucinations jouent
un rôle considérable ; éliminant rapidement les
psychoses qui ne présentent des troubles sensoriels qu'à l'état épisodique, ou qui par leurs signes physiques permettent d'éviter toute erreur
possible.

C'est ainsi, par exemple, que la confusion nous
paraît impossible avec les affections organiques
du cerveau (paralysie générale, syphilis cérébrale
artério-sclérose, ramollissement). Les symptômes de ces affections sont trop nets pour nous
laisser égarer.

La difficulté n'est guère plus grande si on envi-
sage le diagnostic avec la confusion mentale hallucinatoire. En effet, si pour un point « hallucinations et conceptions délirantes multiples », les
confusionels hallucinés se rapprochent de nos malades, ils s'en éloignent nettement, par le symptôme constant et dominant, la confusion, qui se
traduit par le chaos des idées, la perte de la notion du temps et des lieux..... En outre, l'en-
semble total des symptômes, leurs rapports in-
trinsèques et l'évolution fixeront facilement le
diagnostic.

Il n'est pas rare, comme l'observe Kraepelin
de voir la démence précoce débuter par un stade
hallucinatoire ; mais si, dans la forme catatonique,
on observe, au début, des hallucinations de tous
les sens avec des interprétations fausses, revê-
tant des aspects divers, idées de persécutions,
mystiques, de grandeur, le caractère essentiel
de ce délire est trop confus, trop absurde, trop
stéréotypé dans son expression pour laisser un
doute.

Dans la forme hébéphrénique et surtout dans
les cas aigus, les troubles délirants, polymorphes,
sans systématisation à base d'hallucinations, peuvent, au début, être pris aussi bien pour des
symptômes de psychose hallucinatoire aiguë que
de démence précoce à forme hébéphrénique. Puisque Farnarier nous cite une observation d'une
malade atteinte, pour lui, de psychose hallucinatoire aiguë et qui n'est autre, d'après Masselon,
qu'une forme hébéphrénique. Si encore il est
permis de confondre une psychose hallucinatoire
aiguë avec un cas de délire hallucinatoire chez
un dément hébéphrénique, l'évolution de ses formes ne nous permet pas de les confondre avec la
psychose hallucinatoire chronique. D'après Masselon, en effet, l'hébéphrénique verse fatalement
dans la démence en cinq ou six ans au maxi-
mum ; en rappelant, que nos malades ont été observés pendant un minimum de quinze ans et
qu'ils ne sont même pas affaiblis, le diagnostic

nous paraît de la sorte immédiatement tranché.

Dans sa dernière édition, Kraepelin décrit deux
formes de démence paranoïde : la démence paranoïde proprement dite (*dementia paranoïdes*) et
les délires systématisées fantasques (*Phantastis-
che Verrückeit*), faisant rentrer dans ces cas les
délires systématisés hallucinatoires évoluant vers
la démence, et par extension le délire chronique
de Magnan. Donner après des maîtres éminents
notre modeste avis sur une telle conception, nous
entraînerait à des considérations hors de notre sujet. Aussi disons seulement, dès maintenant, que
nous nous réservons dans un paragraphe spécial
de ce chapitre de montrer les différences qui existent entre ce groupe de malades et les nôtres.

Quant aux déments paranoïdes proprement dits,
Masselon nous enseigne qu'ils présentent un « affaiblissement intellectuel à développement pré-
cocé, s'accompagnant de troubles sensoriels et de
conceptions délirantes qui, quoique mal systématisées, présentent un caractère de fixité beaucoup
plus grand que dans les formes hébéphréniques. »
Un point est immédiatement à retenir dans cette
définition pour établir notre diagnostic : conceptions délirantes presque systématisées. La démence hébéphrénique et la démence paranoïde se
rapprochent donc par plus d'un point de la psychose hallucinatoire chronique. Et cependant on
ne saurait confondre cette dernière forme ni avec
la démence hébéphrénique, puisque les malades

qui en sont atteints versent inévitablement dans la démence au bout de quelques années, ni avec la démence paranoïde puisque là nous retrouvons de plus en plus une tendance à la systématisation.

Quelle que soit donc la forme de démence précoce que nous envisagions, l'affaiblissement intellectuel que nous ne retrouvons dans aucun des cas de psychoses hallucinatoires chroniques, sera un point essentiel qui fera éviter toute cause d'erreur.

En outre, nous ne retrouvons chez aucun de nos malades, les gestes, les attitudes, la nonchalance, l'indifférence, la disparition des sentiments de famille, la tenue débraillée, les troubles de l'attention, les troubles physiques caractéristiques des déments précoces.

Plus délicat peut-être est le diagnostic avec les délires systématisés, puisque dans cette affection, les hallucinations jouent un rôle important et qu'en outre, comme nous le signalons plus loin, la démence n'est pas la terminaison fatale; mais la systématisation même est un caractère distinctif d'assez haute valeur pour enlever toute difficulté dans le diagnostic. Une observation nous permettra d'être encore plus affirmatif.

Voici une malade qui par l'ancienneté du début de la maladie par l'extrême lenteur de l'évolution, par la succession régulière des périodes, par l'en-

chaînement des symptômes, présente un type de
délire de persécution à forme hallucinatoire.

OBSERVATION (Personnelle)

C... (Rosalie) est une ancienne passementière qui, en
dehors d'une fièvre typhoïde, n'a jamais eu d'antécédents
personnels intéressants.

Quant à ses antécédents héréditaires, ils se résument
en ceci :

Père fort de constitution, caractère sévère, mais affable,
mort d'une maladie de cœur.

Mère morte en 1870 « d'usure et de fatigue », était in-
firme (colonne vertébrale déviée), très nerveuse et souffrant toujours de l'estomac. Elle eut huit enfants.

1° Une sœur aînée, vive, morte d'une maladie de foie à
65 ans ; eut cinq enfants dont deux morts en bas âge et
un fils mort à 40 ans poitrinaire ; les deux autres sont en
bonne santé.

2° Une sœur, caractère doux, morte poitrinaire ; eut
huit enfants, dont deux morts en bas âge et l'aînée est
morte vers l'âge de 45 ans du chagrin de la mort de sa
mère ; les autres sont en bonne santé.

3° Une sœur morte à 59 ans, asthmatique ; trois enfants
bien portants.

4° Une sœur morte du diabète à 63 ans, migraineuse ;
quatre enfants dont deux morts jeunes et deux bien portants (mari nerveux, coléreux et alcoolique).

5° Une sœur encore vivante, née en 1838, bien por-
tante, nerveuse et neariâtre, souffrant souvent de l'estomac ; un fils bien portant.

6° Un frère, bonne constitution, s'engagea comme marin
à 16 ans.

7° Un frère actuellement en Angleterre, est dans le commerce, pas d'enfants.

8° La malade, qui eut une fièvre typhoïde en bas âge, devint anémique vers l'âge de 14 ans ; battements de cœur et névralgies jusqu'à 22 ans ; à 23 ans, eut une fille et depuis cette époque elle commença à être victime

La malade, née le 10 février 1845, est entrée à l'Asile le 5 décembre 1893, c'est dire que le début de sa maladie remonte au moins à dix-sept ans. Si nous avons insisté sur ses antécédents héréditaires, c'est pour montrer que la malade a encore une fort bonne mémoire, une lucidité complète et qu'elle n'a aucun signe d'affaiblissement intellectuel (nous avons pu, en effet, vérifier tous ces renseignements qui sont fort exacts).

A son entrée à l'Asile, elle est classée comme atteinte de « délire chronique avec idées de persécution, hallucinations multiples et troubles de la sensibilité générale ». Le certificat fait à Paris lors de son transfèrement, par le Dr Magnan, indiquait d'ailleurs que la malade était atteinte de « dégénérescence mentale avec idées de persécution dont le début paraissait remonter à quatre ans environ. Elle se livre à des violences contre les personnes qu'elle considère comme ses ennemies ; interprétations délirantes, idées de persécution, hallucinations nombreuses portant principalement sur l'ouïe et l'odorat. »

Voici l'histoire de la malade :

Elle eut d'abord à souffrir pendant plusieurs années jusqu'en 1893, des dispositions hostiles et malveillantes de son entourage, auxquelles s'ajoutent des vexations et des tourments de plus en plus nombreux et intolérables. On disait du mal d'elle, on la méprisait.

Elle se maria vers 1890, mais son mari tomba bientôt malade de la poitrine ; dix-huit mois après, il eut des vomissements de sang et mourut vers 1893. La malade passa alors quelques mois dans sa famille, mais bientôt

elle « éprouva des changements encore bien plus grands
dans sa personne ; elle resta six mois sans rien voir », ce
qui ne lui était pas arrivé depuis l'âge de 22 ans ; elle
attribua d'abord ce changement aux chagrins de la sépa-
ration, mais, bientôt après, elle crut que c'étaient des misérables qui profitaient de son isolement pour s'emparer
de sa personne et par mettre à exécution ses projets. Elle
eut d'abord des somnolences continuelles le jour, puis, la
nuit, un sommeil agité ; on commet alors sur elle les plus
grandes atrocités que l'on puisse faire à une femme, faisant de son domicile un lieu public ; on lui fit faire des
avortements pour qu'elle ne se doute pas du rôle infâme
dont elle était victime ; enfin elle a la conviction injustifiée
que, devenue mère à la Maternité de Paris, on lui a sous-
trait son enfant qui est aujourd'hui un homme de 40 ans
et qu'elle a reconnu en diverses circonstances.

Il est difficile de préciser exactement la durée de cette
longue période pendant laquelle elle ne présenta que de
la méfiance, des illusions et des interprétations délirantes.
Mais bientôt les hallucinations rentrèrent en scène.

Elle a entendu une voix qui lui disait que M. Legrand
l'avait empoisonnée ; que des misérables étaient entrés
chez elle en son absence et qu'ils allaient se livrer sur elle,
avec la femme B..., à des actes odieux ; elle courut chez
elle, ne trouva rien, sauf quelques chaises déplacées, et
en conclut que les assassins s'étaient enfuis et avaient
effacé leurs traces avec des drogues dont ils disposaient
et qui servaient d'ailleurs à l'anesthésier et à la faire
avorter. Elle entend des voix injurieuses, on lui dit toutes
sortes de grossièretés, mais elle ne voit pas les gens qui
la maltraitent ainsi.

Les hallucinations des autres sens apparaissent bientôt.
On l'enceinte, on la viole, on lui fait passer des odeurs
sous le nez pour profiter d'elle ; l'eau a un goût désagréable ; elle reçoit des secousses, des picotements électriques ; on lui introduit des objets dans le ventre.

En raison de ces troubles psycho-sensoriels et sensitifs, les idées de persécution et même de grandeur s'organisent. Elle cesse, petit à petit, ses rapports avec ses voisines; elle ne cause plus autant, elle essaye par tous les moyens possibles de se protéger contre ses adversaires, mais bientôt elle rend quelqu'un responsable de toutes ces manœuvres criminelles; son raisonnement maladif lui désigne de plus en plus un individu et elle décharge sur lui son revolver. Internée à la suite de cet acte violent, la malade n'a jamais cessé d'organiser son délire et de le faire évoluer.

Elle proteste contre ses persécuteurs qui l'empêchent de dormir, qui l'insultent, qui lui envoient des odeurs désagréables, qui essayent de l'empoisonner; « il faut avoir, dit-elle, beaucoup de courage pour supporter toutes ces tortures ». Enfin son délire évoluant, elle devient une victime séquestrée à cause de son intelligence et de ses opinions politiques; elle a appris qu'elle sauvera la République et que sa place est à l'Elysée (idées de grandeur); un commencement de justice lui a été rendu puisque déjà sa statue est élevée dans plusieurs villes et elle va donner des ordres parce qu'elle ne peut plus supporter toutes les atrocités qu'on lui fait subir. « Si j'avais voulu vivre au milieu des ennemis de la France, des détracteurs de la République et du travail, au milieu des souteneurs du vice et du crime, avec ces marchands d'hommes et de chair humaine, j'aurais agi autrement. » Si on lui fait toutes ces misères, c'est qu'elle est appelée à de grandes choses, parce qu'elle est républicaine et que les autres sont royalistes. « Je ne suis pas à ma place à l'Asile; je ne partage pas l'opinion de ceux qui m'entourent; alors on me torture de toutes façons; on m'insulte, on essaye de m'empoisonner avec la nourriture; on me fait parler soit en me parlant, soit en me magnétisant et on se livre sur moi à des actes odieux. »

En somme, la psychose date de près de vingt
ans et se manifeste actuellement par des idées de
grandeur mêlées à des idées de persécutions.

Pour de tels malades, le pronostic est des plus
graves et pour nombre d'auteurs ils évoluent fatalement vers la démence. Toutefois l'affaiblissement n'est pas inévitable puisque dans une récente observation, M. Séglas nous montre une
malade qui, malgré un délire ayant évolué pendant quarante-quatre ans, n'est pas tombée dans
la démence. En outre, dans l'*Encéphale* (séance
du 19 mai 1910, p. 753), MM. Barbé et Benon
nous donnent deux cas de délire systématisé hallucinatoire chronique sans démence, et ces auteurs sont amenés à conclure que si le délire hallucinatoire chronique systématisé aboutit parfois
à la démence, cela ne peut être considéré comme
une règle.

Il est à peine besoin de faire remarquer que
dans ces observations, il ne s'agit pas de ces accidents épisodiques hallucinatoires signalés chez les
interprétateurs, mais d'un éréthisme sensoriel
permanent. En conséquence donc si à la seconde
période du délire des persécutions, le diagnostic
s'impose par l'intensité des troubles sensoriels, il
s'impose aussi par la systématisation du délire.

En se reportant aux observations relatées dans
la symptomatologie, nous ne voyons pas cette
systématisation chez nos malades, et en poussant
un peu l'interrogatoire de ces systématisés, il est
facile d'éviter une erreur de diagnostic.

La psychose hallucinatoire chronique sans être méconnue, peut cependant ne pas être diagnostiquée. Il existe en effet un certain nombre de psychoses qui, à un examen superficiel, pourraient induire en erreur. C'est ainsi que la psychose à base d'interprétations délirantes isolée par Sérieux et Capgras, peut présenter, parbouffées, des épisodes hallucinatoires.

Les hallucinations sensorielles, nous disent ces auteurs, sont généralement très rares au cours du délire d'interprétation, mais quand elles existent, elles prennent alors exceptionnellement une certaine importance et donnent à la psychose un aspect assez différent de celui qu'elle offre d'habitude. « Les épisodes hallucinatoires, les bouffées oniriques sont importantes par leur durée, par l'influence qu'elles exercent sur le contenu du délire, et surtout par les erreurs de diagnostic qui en découlent. Il ne s'agit pas ici de ces hallucinations rares, brèves, survenant isolément, à des intervalles souvent très éloignées, et indiquées comme symptômes accessoires de la psychose à base d'interprétations délirantes, mais d'un véritable délire sensoriel greffé sur le délire d'interprétation.

« Sa durée varie de quelques semaines à quelques mois. Nombre de médecins, en présence d'accès sensoriels de ce genre, les regardent comme partie intégrante de la psychose, quand ils ne tendent pas à y voir le phénomène essentiel. C'est

ainsi que ces épisodes hallucinatoires font à tort
considérer certains cas de délire d'interprétation
comme des psychoses à base d'hallucinations.
Mais preuve qu'on a affaire à une complication,
c'est que le malade une fois guéri de cette bouffée
hallucinatoire reconnaît le caractère morbide de
ces troubles et leur cherche une explication con-
forme à ses idées délirantes. » (Voir l'observation V des folies raisonnantes de Sérieux et Capgras, pages 68, 70, 76).

Il n'est pas besoin de faire remarquer qu'une
telle catégorie de malades (rares d'ailleurs), puisque MM. Sérieux et Capgras admettent que l'absence de troubles sensoriels est un signe capital
en faveur de la psychose à base d'interprétations
ne saurait être confondue longtemps avec la psychose hallucinatoire chronique. A la rigueur,
cette bouffée hallucinatoire pourrait faire porter
un diagnostic erroné momentanément, mais les
renseignements antérieurs et l'évolution tran-
chent le diagnostic d'une façon décisive.

Avec M. Dide, nous n'admettons pas non plus
les hallucinations dans la forme maniaque de la
psychose dépressive. Pour beaucoup d'auteurs, il
existe des hallucinations dans la mélancolie,
mais avec un caractère spécial. Nous citerons à ce
propos la thèse de C. Rochu (Thèse, Paris 1905)
qui admet les hallucinations dans la mélancolie ;
il va même plus loin puisqu'il nous dit que ces
hallucinations semblent parfois indépendantes du

délire, en ce sens du moins que leur contenu peut être sans rapport direct avec les convictions déli- rantes et qu'elles peuvent présenter sous cette forme, pendant un temps notable, après la dispa- rition des convictions délirantes elles-mêmes ; sans délire, voulant dire, d'après l'auteur, sans autre manifestation délirante que ces hallucinations même ; il lui semble que dans la mélancolie, les hallucinations peuvent survenir dans de sembla- bles conditions, et qu'elles persistent même long- temps après la disparition du délire. En tout cas, que l'on admette ou que l'on nie, suivant les opi- nions, des hallucinations dans la mélancolie, le diagnostic avec la psychose hallucinatoire chro- nique ne saurait être ardu.

Nous ne pouvons terminer ce chapitre sans si- gnaler que depuis Brière de Boismont, dans son Traité sur les hallucinations, jusqu'à nos jours, on admet l'existence des hallucinations compati- bles avec la raison. Nous touchons, certes, là, à un des points les plus intéressants de la psycholo- gie de l'homme puisqu'il semble que l'hallucina- tion puisse exister sans désordre de l'intelligence. A l'appui de cette théorie, Brière de Boismont rapporte plusieurs observations curieuses telles que celles du peintre célèbre sir Josué Reynolds et de Chateaubriand (Brière de Boismont, n°s 39 et 65).

Plus tard, dans l'article « Hallucinations, du Dictionnaire encyclopédique des sciences médicales, 1886, Christian nous pose à nouveau la question. Les hallucinations sont-elles compatibles avec la raison ? Et il nous dit qu'il est peu de personnes qui n'aient éprouvé des hallucinations; il cite de nombreux exemples d'hallucinations survenues chez des personnes saines d'esprit et il se demande s'il existe deux sortes d'hallucinations, l'une, compatible avec la raison la plus parfaite, l'autre, avec l'aliénation mentale. » On peut être halluciné et ne point délirer, a dit Esquirol. Mais il est à peine besoin de remarquer que s'il est peu de cerveaux qui, surexcités par l'attente, l'inquiétude, le travail intellectuel, n'aient perçu des bruits de pas, des sons de cloches, etc... (ces hallucinations sont aussitôt rectifiées par l'entendement et on ne peut considérer ces troubles comme un symptôme de folie) ; par contre, il est peu de cerveaux qui présentent, à l'état continu, des troubles sensoriels aussi intenses que ceux présentés dans les observations précédentes et, pour ces individus, l'état hallucinatoire doit bien être considéré comme un symptôme pathologique.

Enfin, seule, l'évolution pourra nous renseigner d'une façon certaine sur le diagnostic entre la psychose hallucinatoire aiguë et la psychose hallucinatoire chronique ; peut-être, dans la forme aiguë, les phénomènes d'intoxication sont-ils plus nets ? Quoiqu'il en soit, aucun caractère distinctif n'est suffisamment précis pour nous permettre de donner dès le début un diagnostic affirmatif.

CONCLUSION

———

Arrivé à la fin de cette étude, nous ne pouvons faire mieux que de résumer dans ses grandes lignes l'histoire clinique de la psychose hallucinatoire chronique et de rassembler les éléments principaux qui constituent cette entité morbide.

1° La psychose hallucinatoire chronique n'est pas une affection excessivement rare, puisque nous en relevons cinq cas sur neuf cents malades; elle débute vers l'âge adulte par une phase prodomique de courte durée se traduisant par des interprétations délirantes ou des hallucinations communes (auditives principalement).

2° Rapidement, la période d'état se dessine et se caractérise par :

a) La multiplicité et l'évolution par extension progressive des phénomènes hallucinatoires pouvant intéresser tous les sens, plusieurs variétés d'hallucinations étant généralement co-existantes, associées ou combinées.

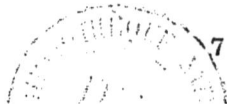

7

b) L'absence de toute interprétation délirante, tout au moins au point de vue de la systématisation et, par conséquent, de l'intégrité des phénomènes d'associations systématiques (activité supérieure).

c) L'absence de tout phénomène confusionnel, la persistance de l'activité psychique et l'intégrité des associations automatiques.

d) L'absence de troubles de la vie affective et de troubles physiques.

e) Le manque de reconnaissance du caractère purement subjectif des hallucinations.

3° Enfin, l'incurabilité est de règle (il suffit de se reporter aux observations pour voir que l'affection dure depuis de longues années et que les rémissions ne sont pas de longue durée) et cependant, chez aucun de nos malades, nous n'avons trouvé trace de démence ni même d'affaiblissement intellectuel.

INDEX BIBLIOGRAPHIQUE

BAILLARGER. — Recherches sur les maladies mentales, Paris, 1890.

P. BLOCQ. — *Gazette hebdomadaire de Médecine et de Chirurgie*, 1890, p. 167.

BALL. — Leçons sur les maladies mentales, Paris, 1880, 83.

BRIERRE DE BOISMONT. — Les hallucinations.

BUCCOLA. — I. delirii sistématizzati primitivi *(Riv. sperim. di freniatr.*, 1882).

CHASLIN. — La confusion mentale primitive, Paris, 1895.

CHRISTIAN. — Dictionnaire encyclopédique des sciences médicales, 1886, art. hallucinations.

CRINON. — Un cas de psychose hallucinatoire (S. C. M. M., 11, n° 4 avril 1909, p. 115).

CRINON. — Un cas de psychose hallucinatoire (S. C. M. M., 19 avril 1909 ; R. P., XIII, 5 mai 1909, p. 287).

CALMETTES et BRUNET. — Un cas de psychose post-grippale. Encéphale, 10 octobre 1910, p. 291.

F. DHEUR. — Les hallucinations volontaires (l'état hallucinatoire), Société d'éditions scientifiques, 1899.

Esquirol. — Des maladies mentales, 1838, t. I, p. 160.

Feaux. — Ueher den hallucinatorischen Wahnsinn, Th. Marbourg, 1878.

Farnarier. — La psychose hallucinatoire aiguë, Thèse, Paris, 21 décembre 1899.

Greidenberg. — Contribution à l'étude de la folie aiguë hallucinatoire (en russe) (Messager de psych. et neuropathol., 1885).

Guglielmo-Mondo. — Rivista sperimentale di fenatria, vol. XXXIX, fasc. 1-2, p. 240-258, 25 mai 1903.

Ilberg. — Le délire hallucinatoire (Commun. au Congrès de Dresde, in Arch. de Neurologie, 1895, t. XXX.

Keraval. — Les délires plus ou moins cohérents désignés sous le nom de paranoïa (Arch. de Neurol., 1894, t. XXVIII, et 1895, t. XXIX).

Kroepelin. — Psychiatrie, ein kurzes Lehrbuch für studirende und Aerzte, 4° édition, Leipzig, 1893 ; 5° édit., 1896 ; 6° édit., 1899.

Kroepelin. — Psychose hallucinatoire après influenza, Deutsche med. Woschenschrift.

Krafft-Ebing. — Lehrbuch der Psychiatrie, 3° édit., Suttgart, 1888 ; trad. fr. de la 5° édit. par E. Laurent, Paris, 1897.

Kirn. — La psychose d'origine influenzique Allegenvine, Zeitschr. f. Psychiatrie, 1891.

Lasègue. — Du délire de persécution (Arch. gén. de Méd., 1852).

Legrain. — Du délire chez les dégénérés, Th. Paris, 1886.

Magnan. — Recherches sur les centres nerveux, Paris, 1876 ; 2° série, Paris, 1893.

Magnan. — Leçons cliniques sur les maladies mentales, Paris, 1893 ; 2° série, Paris, 1897.

Magnan et Sérieux. — Le délire chronique à évolution systématique, Paris (sans date).

MENDEL. — Paranoïa (Eulenbourg's Réal Encyclopœdie, 1883).

MENDEL. — Delirium hallucinatorium (Berlin-Klin. Wochensch., 1894).

MENDEL. — Le délire hallucinatoire (en français) (Méd. scientif., 1894).

MEYNERT. — Die acuten (hallucin.) formen des Wahnsinns, und irh Verlauf (Jahrb. f. psych., 1881, t. III).

MICHAËL-LAPINSKY. — Un cas de délire hallucinatoire à répétition au cours de la tétanie.

ROCHU. — Thèse Paris, 1905.

SCHOENTAL. — Ueber die acute hallucinatorische Paranoïa (Ally. Zeistschr. T. psych., t. XLVIII).

SANZ-FERNANDEZ. — Un caso de psichoris alucinatoria aguda (R. F. E., VII, n° 79, juillet 1909, p. 209).

SÉGLAS. — La paranoïa, étude critique et historique (Arch. de Neurol., 1887, t. XIV).

SÉGLAS. — Leçons cliniques sur les maladies mentales, Paris, 1895. — Délire des persécutions systématique, hallucinatoire, évoluant pendant quarante-quatre ans sans démence terminale (Annales médico-psychologiques, Paris, 1909).

SÉRIEUX. — Le délire chronique à évolution systématique et les psychoses des dégénérés (Bull. de la Soc. de méd. ment. de Belgique, 1891).

SÉGLAS et COTARD. — Deux cas de psychose hallucinatoire (Soc. de psych., 28 décembre 1908).

SÉRIEUX et COPGRAS. — La psychose à base d'interprétations délirantes.

SOUKANOFF. — Journal de Neuropathologie et de psychiatrie, t. III, 1906, art. « Hallucinoses ».

SELETZKI. — Revue psychiatrie contemporaine russe, juillet 1907, art. Hallucinose.

TANZI. — La paranoïa (delirio sistematizzato) e la sua evoluzione storica (Riv. sper. di freniat., 1884).

— 102 —

TANZI et RIVA. — La paranoia, contributo alla storia delle degenerazione psichiche *(Riv. sper. di freniat., 1884, 1885, 1886).*

WESTPHALL. — Ueber die Verrücktheit *(Allg. Zeitschr. f. Psych., 1878, t. XXXIV).*

WICKEL. — Pflege ki halluzinische Verwirchent *(Die Irrenpflege, n° 11).*

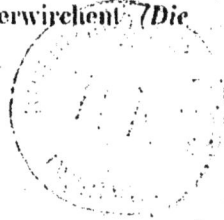

TABLE DES MATIÈRES

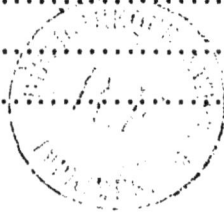

TOULOUSE. — IMP. SEBILLE, RUE ROMIGUIÈRES, 2.

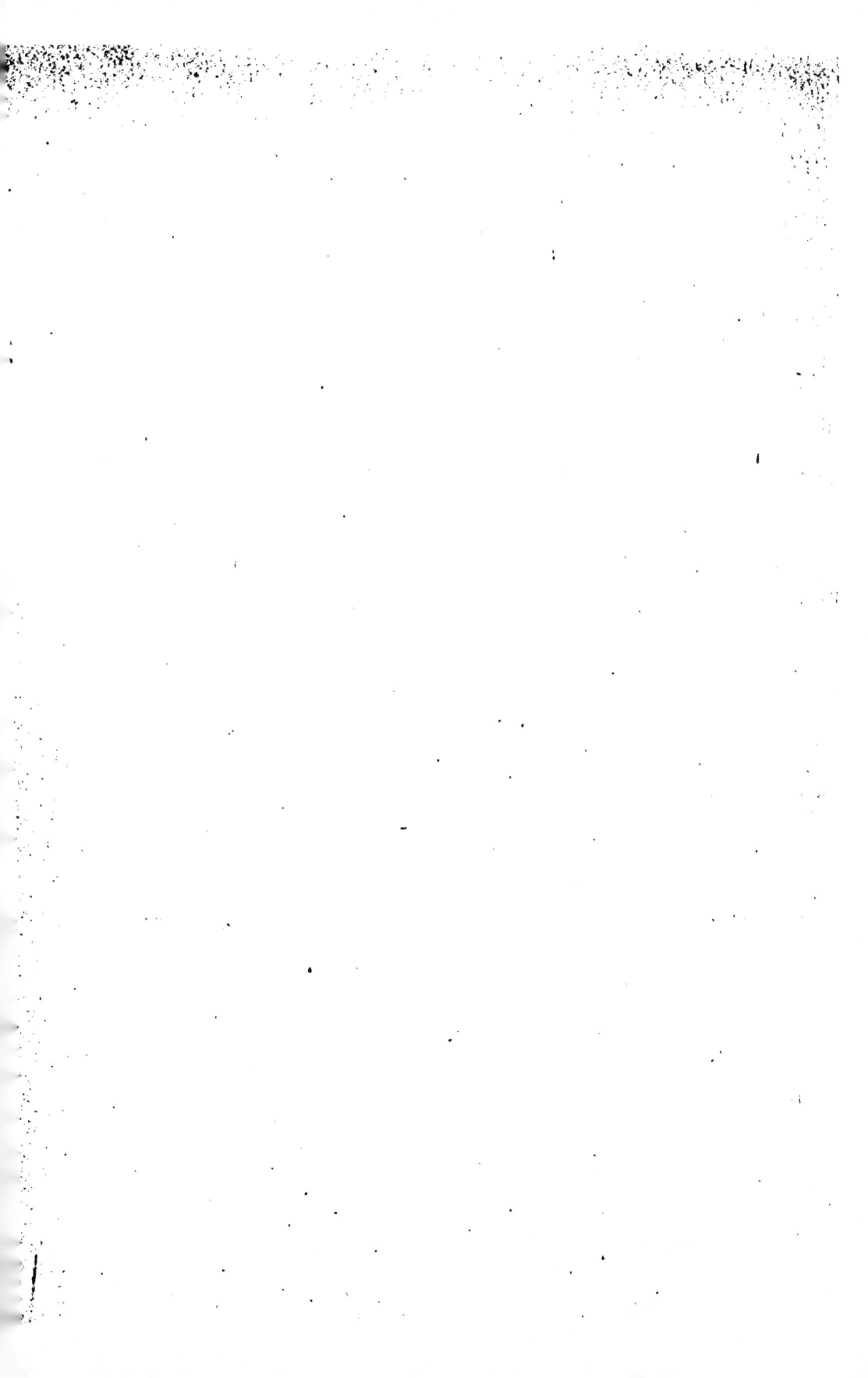

www.ingramcontent.com/pod-product-compliance
Lightning Source LLC
Chambersburg PA
CBHW071518200326
41519CB00019B/5988